Monika Blum

TER Blum

Ein Behandlungskonzept basierend auf dem Bahnungssystem von Roswitha Brunkow

Pflaum Physiotherapie
Herausgeberin: Ingeborg Liebenstund

Monika Blum

TER Blum

Ein Behandlungskonzept
basierend auf dem Bahnungssystem
von Roswitha Brunkow

Pflaum

Anschrift der Autorin:
Monika Blum
KG Forum Frankfurt
Am Forum 33
60439 Frankfurt
E-mail: kgforumffm@t-online.de

Impressum

Bitte beachten Sie: Die medizinische Entwicklung schreitet permanent fort. Neue Erkenntnisse, was Medikation und Behandlung angeht, sind die Folge. Autoren und Verlag haben größte Mühe walten lassen, um alle Angaben dem Wissensstand zum Zeitpunkt der Veröffentlichung anzupassen. Dennoch ist der Leser aufgefordert, Dosierungen und Kontraindikationen aller verwendeten Präparate und medizinischen Behandlungsverfahren anhand etwaiger Beipackzettel und Bedienungsanleitungen eigenverantwortlich zu prüfen, um eventuelle Abweichungen festzustellen.

Bibliografische Information Der Deutschen Bibliothek
Die Deutsche Bibliothek verzeichnet diese Publikation in der Deutschen Nationalbibliografie; detaillierte bibliografische Daten sind im Internet über http://dnb.ddb.de abrufbar.

ISBN: 3-7905-0901-9

© Copyright 2003 by Richard Pflaum Verlag GmbH & Co. KG
München • Bad Kissingen • Berlin • Düsseldorf • Heidelberg

Alle Rechte, insbesondere die der Übersetzung, des Nachdrucks, der Entnahme von Abbildungen, der Funksendung, der Wiedergabe auf fotomechanischem oder ähnlichem Wege und der Speicherung in Datenverarbeitungsanlagen, bleiben, auch bei nur auszugsweiser Verwertung, vorbehalten.
Die Wiedergabe von Gebrauchsnamen, Handelsnamen, Warenbezeichnungen usw. in diesem Werk berechtigt auch ohne besondere Kennzeichnung nicht zu der Annahme, dass solche Namen im Sinne der Warenzeichen- und Markenschutzgesetzgebung als frei zu betrachten wären und daher von jedermann benutzt werden dürften. Wir übernehmen auch keine Gewähr, dass die in diesem Buch enthaltenen Angaben frei von Patentrechten sind; durch diese Veröffentlichung wird weder stillschweigend noch sonst wie eine Lizenz auf etwa bestehende Patente gewährt.

Satz: Elisabeth Schimmer, Ergoldsbach
Druck und Bindung: LegoPrint, Trento

Informationen über unser aktuelles Buchprogramm finden Sie im Internet unter: http://www.pflaum.de

Inhalt

Geleitwort		7
1	**Bahnungssysteme**	9
1.1	Begriffsdefinition	9
1.2	Kompensationen und ihre Bedeutung für die Entwicklung des Haltungs- und Bewegungsapparates	11
1.3	Bahnungssysteme und ihre spezielle Herleitung nach Roswitha Brunkow	12
1.4	Idealmotorik	13
1.5	Reafferenzsystem	14
1.6	Muskelfunktionsdifferenzierung	15
1.7	Umgestaltung von Haltungs- und Bewegungsmustern	19
1.8	Zusammenfassung	20
2	**Der Homunkulus**	21
3	**Kinesiologie**	29
3.1	Embryonalperiode	30
3.2	Fetalperiode	36
3.3	Das erste Lebensjahr	37
4	**Warum eine „Therapieerweiterung"?**	41
5	**Der Befund**	46
5.1	Das Torsionsmodell – Befundaufnahme im Stand	47
5.2	Die Kinesiologische Analyse nach Blum	48
5.2.1	Studiendesign	48
5.2.2	Untersuchungsmethode	49
5.2.3	Untersuchungsbogen	49
5.2.4	Der Koordinationskoeffizient nach Blum	54
5.2.5	Vorgehensweise und Untersuchungsmaterial	56
5.2.6	Ergebnisse der Untersuchung	59
5.2.7	Diskussion und Schlussfolgerungen	61
6	**Die Vorgehensweise nach Blum**	63
6.1	Freisetzen gespeicherter Bewegungsimpulse	64
6.2	Die Differenzierungsphase	66
6.3	Provokation und Integration von Stell-, Gleichgewichts- und Stützreaktionen	68

7	**Die Reizsetzung nach Blum**	70
7.1	Der Druck-Stauchimpuls	71
7.2	Die Einstellung der unteren Extremitäten aus der Rückenlage	73
7.3	Die Einstellung der oberen Extremitäten aus der Bauchlage	76
7.4	Einstellung des Kopfes aus der Rückenlage	79
8	**Die Autostimulation**	83
8.1	Die Durchführung der Autostimulation	85
8.2	Einstellung der unteren Extremität	87
8.3	Einstellung der oberen Extremität	124
9	**Das Bahnungssystem TER Blum und das viszerale System**	153
9.1	Die Wechselwirkung zwischen inneren Organen und Haltungs- und Bewegungsapparat	153
9.2	Die Verteilung der Nährstoffe	154
9.3	Überlegungen zum Tastbefund	155
9.4	Lage, Lageveränderungen und Beweglichkeit der inneren Organe	156
9.5	Empirische Erfahrungen zur Verbindung von Organsystemen und motorischem Muster	158
10	**Beobachtungen am Vierfüßler**	162
10.1	Vergleich der Gangabläufe bei Vierfüßler und Mensch am Beispiel Pferd	162
10.2	Vergleich der Funktion zur ventralen Adduktion der oberen Extremität bei Mensch und Tier	164
10.3	Die Behandlung des Vierfüßlers	165
11	**Patientenbeispiele**	168
11.1	Felix	168
11.2	Alex	179
11.3	Roland	185
11.4	Bilal	189
11.5	Röntgenbilder	192
11.6	TER Blum bei Brandverletzten	194
11.7	Behandlung eines Schlagzeugers	195
Nachwort		197
Register		199

Geleitwort

Dieses Buch beschreibt die Grundgedanken des Behandlungskonzepts zur Haltungs- und Bewegungskorrektur am Menschen nach Roswitha Brunkow und seine Bedeutung innerhalb der Bahnungssysteme der Physiotherapie. Es beinhaltet darüber hinaus die spezielle Therapieerweiterung und Reizsetzung nach Monika Blum.

Engagierte Physiotherapeuten entwickeln ihre eigene Behandlungsweise, beruhend auf bestehenden Therapiekonzepten und den Erfahrungen und Erfolgen vorangegangener Physiotherapeuten, weiter. Es gilt, für die sich stellenden Probleme in der Therapie jedes einzelnen Patienten eine optimale Lösung zu finden. Für die Entwicklung und Erarbeitung eines weitergehenden, noch wirkungsvolleren und effektiveren Behandlungssystems bedarf es umfassender Grundkenntnisse, langjähriger Berufserfahrung und einer guten Portion Idealismus. Roswitha Brunkow war eine Krankengymnastin, die auf Grund ihrer Erfahrung, auch am eigenen Körper, eine neue Sicht des Vorgehens in der krankengymnastischen Therapie entwickelte. Ihr langjähriger Chefarzt, Prof. Loew, beschreibt sie folgendermaßen: „Beobachten, aus den Reaktionen der Patienten lernen, das Gesehene und Gefühlte in verbesserte Therapie umsetzen, mit der eigenen Begeisterungsfähigkeit andere mitreißen, das waren einige der wesentlichen Eigenschaften und Begabungen von Frau Brunkow. Aus praktischer Erfahrung und genialer Beobachtungsgabe ist das Behandlungssystem gewachsen..." und weiter „...Von bleibendem Wert ist die von ihr entwickelte Bereicherung krankengymnastischer Behandlungsmöglichkeiten von Patienten mit zerebralen und spinalen Ausfällen und mit Störungen des Achsenorgans durch Erkrankungen, Operationsfolgen und Verletzungen" (Stemmführung nach R. Brunkow, 1978).

Die Physiotherapeutin Monika Blum hat in ihrer langjährigen Praxis und bei der Anwendung der verschiedenen gängigen Therapiemethoden (Bobath, Vojta, PNF, Manuelle Medizin, Cyriax, Maitland, Hippotherapie) die Brunkow-Therapie als besonders wirkungsvoll schätzen gelernt, sich eingehend mit ihr befasst und durch ihre auf Grund eigener Erkenntnisse entwickelten Methoden erweitert und ergänzt. Die Therapieerweiterung und Reizsetzung nach Blum entstand durch die Zusammenführung von orthopädischen Problemstellungen und neurologischen Beschwerdebildern. Vor dem Hintergrund der menschlichen Motorik, ihrer physikalischen Gesetzmäßigkeiten sowie des umfassenden Verständnisses von den Aufgaben der verschiedenen Körperstrukturen konnte durch die Erweiterung der Therapie auch eine Reizsetzung für die Aktivierung der rein unwillkürlichen menschlichen Motorik entwickelt werden.

Dieses Behandlungskonzept vereint in sich viele verschiedene Formen der bekanntesten „gymnastischen" Techniken und umfasst in seiner Spannbreite sowohl die klassischen Bahnungstechniken, die chinesische Tradition sowie Manuelle Medizin und Osteopathie. Das in der Praxis erfolgreich angewandte und langfristig korrigierend wirkende Behandlungskonzept mag zunächst wie ein künstlich aufgebautes Therapeutikum erscheinen, ist aber in seinem Ursprung nichts anderes als die Anwendung des Naturgesetzes der menschlichen Aufrichtung zur bipedalen Lokomotion. Bei Anwendung dieses Behandlungskonzeptes wird es möglich sein, nicht nur akute Zustände zu therapieren, sondern auch sinnvoll und weitblickend prophylaktisches Arbeiten zu gestalten. Große Wirkung zeigt das System in der Neurologie, der Pädiatrie, der Orthopädie und der Chirurgie. Mit dieser Form der Therapie können auch Störungen innerhalb der Psychologie und der Psychosomatik erfolgreich behandelt werden. In der Zusammenarbeit mit anderen Berufsgruppen (Logopädie, Ergotherapie, Psychotherapie) wird uns das Ausmaß dieses Konzeptes in seinem vollen Umfang deutlich. Die Sensibilität der Physiotherapie, mit der enormen Spannbreite ihres Einsatzbereichs, hat uns diesen Weg eröffnet.

Frankfurt am Main, Frühjahr 2003　　　　　　　　　　　　　　Dr. Eckart Blasel

1 Bahnungssysteme

1.1 Begriffsdefinition

Was ist Bahnung? Sie begegnet uns täglich – die Werbung z.B. „bahnt" sich ihren Weg zu den Menschen, um sie dazu zu bringen, ein bestimmtes Produkt zu kaufen. Intensive Reize bleiben auch intensiv gebahnt: Ein zu heißer Kaffee am Morgen lässt Sie mehrere Tage vorsichtiger den ersten Schluck probieren.

Bahnung in der Physiotherapie bedeutet Bahnung von neurophysiologischen Mechanismen. Die nervale Ansteuerung und die physische Konstitution eines Individuums werden durch ein Bahnungssystem optimiert. Zuverlässigkeit und Differenziertheit von Funktionen sind die Folge. Das Ergebnis zeigt sich in der sich verbessernden Koordination des Individuums. Jede Bewegung, die ein Mensch auf der Basis seiner physiologischen und psychologischen Möglichkeiten durchführt, bestimmt und bahnt gleichzeitig immer wieder sein Bewegungsverhalten.

Die spezifische Reizsetzung, die wir als Therapeuten einsetzen, bestimmt die Qualität der Bahnung und zeigt sich in der Einflussnahme auf die Umgestaltung der globalen Reaktionsmuster.

Motivation ist der Antrieb für unsere Motorik. Sie ist uns nur zum Teil bewusst. Haltung und Bewegung dagegen verlaufen automatisiert, solange keine Störungen auffällig werden. Aus dieser Erkenntnis heraus stellen wir fest, dass eine Therapie, die direkt auf das ZNS einwirkt, für den Patienten, z.B. mit einer Koordinationsstörung, langfristig erfolgversprechend sein kann, da eine solche Therapie eine ständig wieder abrufbare Korrektur bewirkt. Schon während der Reifung des ZNS entstehen motorische Stereotypien, die sich im Laufe des Lebens zentralnervös fixieren, sich aber entsprechend der Situation des einzelnen Individuums modifizieren.

Unterteilt man physiotherapeutische Methoden in Bahnungssysteme und manualtherapeutische Systeme, so zählen zur ersten Kategorie Vojta, Bobath, Brunkow, Hippotherapie und PNF. Bahnungssysteme definieren sich dadurch, dass sie für den Patienten unwillkürlich ablaufen. Ziel ist es, durch definierte Reize eine exakt definierte motorische Antwort zu provozieren. Die Antwort muss wiederholbar sein und auf den Gesetzmäßigkeiten der Kinesiologie bzw. der idealmotorischen Entwicklung – vor dem Hintergrund idealmotorischer Muster – beruhen. Basis ist die Bewegungsentwicklung des Menschen im ersten Lebensjahr, die prägend für die gesamte weitere motorische Entwicklung ist. Alle neurophysiologischen Bahnungssysteme der Physiotherapie basieren auf dem Gedanken einer Idealmotorik des menschlichen Individuums unter Einsatz idealmotorischer Muster. Ihre Fixierung im subkortikalen Raum des ZNS und die Übernahme der Funktionen durch den Kortex in der Entwicklungsphase bestimmen die Funktionen der weiteren menschlichen Motorik. Unter Berücksichtigung der Kinesiologie unserer Motorik soll durch die Behandlung Einfluss auf die Qualität genommen werden, in welcher der Körper diese Motorik durchführt, mit dem Ziel, die Muster so ideal wie möglich anzusteuern. Die AG Brunkow Deutschland hat zu dem Thema Bahnungssysteme eine Definition erarbeitet. Der Arbeitskreis Hippotherapie des DKTHR (Deutsches Kuratorium für Therapeutisches Reiten) schließt sich dieser Definition an:

„Bahnung unter Einsatz eines physiotherapeutischen, neurophysiologischen Bahnungssystems beinhaltet die Gestaltung eines dreidimensionalen, idealen Musters sowie die differenzierte Integration des einzelnen Muskels in das zu erzeugende Muster infolge räumlich und zeitlich dynamischer Impulsgebung." (Auszug aus dem Curriculum der AG Brunkow Deutschland, 1996).

Die verschiedenen Konzepte der Physiotherapie wie Bobath, Brunkow, Hippotherapie, PNF oder Vojta unterscheiden sich durch die jeweils definierte Impulsgebung. Eine Beeinflussung des ZNS wird ermöglicht durch die Aktivierung folgender Reizverarbeitungssysteme:

▷ kinästhetische
▷ exterozeptive
▷ interozeptive
▷ telerezeptorische
▷ olfaktorische
▷ gustatorische
▷ und vestibuläre.

Durch definierte Reizsetzungen kann eine definierte Korrektur vorgenommen werden. Bahnungssysteme sind in ihrer Anwendung nonverbal. Die Grundlagen für die nonverbale Funktionstüchtigkeit aller Bahnungssysteme ist die Vorgabe der Idealmotorik vor dem Hintergrund idealmotorischer Muster, der Funktionsweise des Reafferenzsystems und der Fähigkeit der Muskelfunktionsdifferenzierung. Diese Grundlagen werden in den weiteren Abschnitten noch genauer erklärt (siehe Kap. 1.4 bis 1.6).

1.2 Kompensationen und ihre Bedeutung für die Entwicklung des Haltungs- und Bewegungsapparates

Jede Kompensation, die im Laufe der motorischen Entwicklung des Individuums entsteht, kann zu Dekompensationen führen. Kompensationen entstehen durch „pathologische" Fixpunkte im Haltungs- und Bewegungsapparat, welche die motorische Entwicklung und Entfaltung behindern. Die Fixpunkte stellen eine Art Widerstand auf dem Weg zum Ideal dar. Diese Fixpunkte zu lösen, neue physiologische Fixpunkte an den Extremitäten anzubieten und aufzubauen, bedeutet, die negative Entwicklung zu stoppen und die Entwicklung auf einem möglichst optimalen Weg fortzusetzen und somit auch Dekompensationen zurückzuführen. Abweichungen von der Idealmotorik deuten auf eine Verschiebung von Funktionen hin, was letztlich auch eine Entstehung, Verschiebung oder Verstärkung von Schmerzen zur Folge hat. Erfahrungen, die das Gewebe gemacht hat, werden immer weitergetragen und verändern die Motorik des gesamten Körpers. Für den Patienten bedeutet es prinzipiell, dass er sich bereits auf dem Wege der Besserung befindet, wenn kein fixierter Schmerz mehr vorliegt. Dennoch müssen die Kompensationsmechanismen so fokussiert werden, dass der Therapeut die Ursache des Problems findet. Für bestimmte Probleme können selbstverständlich auch mehrere Ursachen verantwortlich sein. Bereits im Mutterleib und bei der Geburt werden motorisch asymmetrische Stereotypien ausgebildet. Diese individuellen, später eventuell pathologischen Haltungs- und Bewegungsmuster werden erst erfahrbar, wenn sie Probleme oder Schmerzen verursachen.
Der Physiotherapeut steht oftmals am Ende einer langen Reihe von Behandlungen und ist somit als Letzter für eine Besserung der Beschwerden des Patienten verantwortlich. Bewusst oder unbewusst ist daher wohl jeder Physiotherapeut bestrebt, aus möglichst vielen Behandlungsmethoden die Punkte herauszugreifen, die beim jeweiligen Patienten schnell zum Erfolg führen können.
Bei der Anwendung von Bahnungssystemen, also der Anwendung der Idealmotorik, besteht die Gefahr, den Patienten sowohl geistig als auch körperlich zu über-

fordern. Mit einer geistigen Überforderung ist hier die häufig anzutreffende Einstellung von Patienten gemeint, die mit ihrem Schmerz zum Physiotherapeuten kommen und hoffen – ohne eigenes Zutun – ganz schnell davon befreit zu werden.

Solange der Patient noch keine Schmerzen verspürt, ist es oft schwierig, ihm nahe zu legen, an seiner Motorik etwas zu verändern, da er wie alle anderen Individuen denkt, dass er sich grundsätzlich richtig bewegt. Eine körperliche Überforderung ist oft schon zu Beginn einer Behandlung zu beobachten; so etwa, wenn der Physiotherapeut den Patienten bittet, sich gerade in Rückenlage auf den Behandlungstisch zu legen. Viele Menschen haben kein geschultes Tiefempfinden, und die Vorstellung des Physiotherapeuten von gerade kann oftmals nicht spontan umgesetzt werden.

Betrachten wir den Fall eines sich im Koma befindenden oder geistig behinderten Patienten, dem verbal nichts vermittelt werden kann. Hier ist es selbstverständlich, dass ein Bahnungssystem eingesetzt werden muss, da hier keine verbalen Aufforderungen verwendet werden können.

1.3 Bahnungssysteme und ihre spezielle Herleitung nach Roswitha Brunkow

Lernziel der Brunkow-Technik ist es, anhand der Stellung von Händen und Füßen abzulesen, in welchen Bereichen der Körper vom Leitbild des idealen Musters abweicht, und ihm über die Korrektur von Händen und Füßen eine verbesserte Aufrichtung zu ermöglichen. Diese Therapie war, besonders in der Behandlung der Torticollis-Patienten, eine bahnbrechende Entwicklung, da Frau Brunkow mit der Behandlung der Extremitäten die Korrektur des Kopfes erreichen konnte. Dieser Gedanke führte später dazu, dass diese spannungsaufbauende Technik in der Orthopädie zur Kontrolle der Wirbelsäule, insbesondere bei Patienten mit Bandscheibenproblematik, angewendet wurde. In fast allen Bereichen der Physiotherapie finden wir heute dieses Vorgehen wieder, so in der Gynäkologie und der Urologie bei der Beckenbodengymnastik oder bei den isometrischen Spannungsübungen in der Orthopädie, in der distalen Einstellung der Extremitätengelenke nach PNF, im Placing nach Bobath in der Pädiatrie und Neurologie, sogar in der Psychotherapie, in der der Patient lernt, den „Boden unter den Füßen" wiederzugewinnen.

Es stellt sich die Frage, was die Krankengymnastin Frau Roswitha Brunkow ihrem Zentralen Nervensystem nach einem Unfall mit traumatischen Folgen an der

Wirbelsäule angeboten hat, damit sie über gezielte Veränderungen der Winkelstellungen an Fuß- und Handgelenken ihre Koordination zurückgewinnen konnte (siehe auch Kap. 2). Während ihrer Arbeit versuchte Frau Brunkow immer wieder, Zusammenhänge zu anderen neurophysiologischen Techniken herzustellen. Die bisher ausgearbeiteten Behandlungssysteme, wie die Propriozeptive Neuromuskuläre Fazilitation – PNF – nach Kabat/Kaiser/Knott und das entwicklungsphysiologische Vorgehen nach Berta und Dr. Karel Bobath, waren nicht vollständig auf ihre Arbeit übertragbar. Dr. Vojta war an der Zusammenarbeit mit Frau Brunkow sehr interessiert. Aufgrund ihres frühen Todes im Juni 1975 konnte sie leider ihr Behandlungsprinzip mit Neurophysiologen nicht mehr diskutieren und ihre Arbeit als neurophysiologisches Bahnungssystem nicht mehr erklären bzw. definieren.

1.4 Idealmotorik

Die Natur zeigt uns die Entwicklung von Wachstum, Differenzierung und Integration. Sie zeigt Mächtiges und Kleines, Starkes und Schwaches. Die Entfernung von unseren natürlichen Ursprüngen führt bekanntlich zu großen Problemen: Im Säuglingsalter die Wippe, im Kindesalter der Computer, die zu Bewegungsarmut führen, sowie die Lebensumstände im Erwachsenenalter fördern nicht die vollständige Entfaltung des Individuums.

Die Natur beschreibt in ihrer einzigartigen Komplexität das Ideal. Sie kreiert auf jede Beeinträchtigung eine kompensatorische Antwort. Unser Körper ist ein Stück Natur, er kann und wird sich entwickeln, lernen, differenzieren und er wird sich halten und verhalten, bewegen und fühlen. Es ist jedoch nicht der Intellekt, der darüber entscheidet, ob jemand gesund und schmerzfrei leben darf oder nicht. Die Abweichung vom Ideal sind wir. Oft sind es nur wenige Millimeter, die, wenn sie uns dem Ideal näher bringen, unsere Lebensqualität erheblich verbessern können. Auch Hippokrates sah in der Natur das Ideal, das er auch in der Form der Abweichung erkannte.

Ich gehe von dem Naturgesetz der menschlichen Entwicklung zur bipedalen Lokomotion, von der subkortikalen Verankerung der Idealmotorik und der Entwicklungsfähigkeit des menschlichen Individuums bis zu seinem Tode aus. Stellen wir uns nun das Ideal vor, sämtliche Gelenke seien zentriert, so müssten in Anbetracht ihrer synergistischen Funktion auch alle Muskelketten optimal zueinander in Koordination stehen. Keiner der Rezeptoren dürfte eine Fehlermeldung des Körpers weiterleiten. Korrekte synergistische Funktionseinheiten der Muskulatur des gesamten Körpers könnten hergestellt werden. Dies entspräche einer idealen Koordination. Umgekehrt gilt: Wenn sich alle Muskeln in einer idealen Koordinationsfolge zueinander befinden, werden sich infolgedessen alle Gelenke gelenkspezifisch korrekt einstellen und der Patient wird, da alle Belastungen ideal verteilt sind, schmerzfrei sein. Theoretisch kann es dann keine Nervenreizungen, Ablagerungen von Kalkprodukten, Verklebungen im Gewebe, keine Verkürzungen und Schwächen, also pathologische Fixpunkte und daraus entstehende Kompensationen geben.

Dieses Ideal und die damit verbundenen Koordinationsschablonen von Muskelketten sind aber in der Realität nicht oder nur annähernd anzutreffen. Dennoch sollte dem Physiotherapeuten das Ideal als Ziel bei seiner täglichen Arbeit gegenwärtig sein.

Die Idealmotorik definiert sich durch die idealmotorische Entwicklung in der chronologischen Abfolge von Funktionen, die, wenn diese aufeinander aufbauen, die menschliche Motorik gewährleistet (siehe auch Kap. 3). Diese Beschreibung zeigt die Quantität der Motorik auf. Die Durchführung der Funktionen ist qualitativ abhängig von den idealmotorischen Mustern, in denen die einzelnen Funktionen durchgeführt werden sollten. Die Aufspaltung in Quantität der motorischen Entwicklung und Qualität des motorischen Musters wird im Diagramm der Kinesiologischen Analyse sichtbar (siehe Kap. 5).

1.5 Reafferenzsystem

Der Mensch befindet sich im Zyklus des Reafferenzsystems. Die Verarbeitung der Reizeingänge (Afferenzen) ist abhängig von der subkortikalen genetischen Verankerung der Idealmotorik. Diese verstehen wir als Grundlage der zentralnervösen Verarbeitung der Afferenzen (den kortikalen Möglichkeiten unseres ZNS), der daraus resultierenden Reizantwort (Efferenzen) auf den Haltungs- und Bewegungsapparat und letztlich der Wahrnehmung des Geschehens und der Überprüfung der Handlung auf Korrektheit. Dies bedeutet, dass das Zentrale Nervensystem (ZNS) als übergeordnetes Organ und „Software" unserer Haltung und Bewegung in seiner umfassenden Funktion das Zielorgan unserer Therapie ist. Mit definierten Afferenzen initiiert der Physiotherapeut die Korrektur, die er an den Efferenzen, also der zentralen Steuerung ablesen kann, d.h. er kann auch den Erfolg oder Misserfolg seiner Behandlung hier erkennen. Für das Bahnungssystem bedeutet es demnach: Ein gezielter spezifischer Reiz wird vom ZNS in eine definierte Antwort übersetzt und zeigt sich in einem entsprechenden motorischen idealen Muster. Der Maßstab für dieses motorisch ideale Muster muss auf die ganz individuelle Bewegungsart des Patienten abgestimmt sein. Auf jede motorische Schwäche wird sofort mit Kompensation geantwortet. Auf eine Vielzahl solcher Kompensationen kleinerer oder größerer Art folgt irgendwann die Dekompensation, d.h. es entstehen Schmerzen. Der gesamte Mechanismus von Kompensationen bricht zusammen. Der Nachweis für die Funktion des Reafferenzsystems zeigt sich in der Koordination. Die Bewertung der Koordination ist jedoch außerordentlich schwierig, da sehr viele Faktoren eine Rolle spielen. Zusammenfassend lässt sich sagen:

Eine gute Koordination zeigt derjenige, der möglichst viele motorische Stereotypien in einer großen Flexibilität und in einer zeitlich-dynamischen Form variieren kann.

Eine pathologisch fixierte, motorische Stereotypie ist primär ein auslösender Faktor einer Koordinationsstörung. Für eine gute Koordination ist letztendlich die Fähigkeit des ZNS entscheidend, die Afferenz gut und schnell zu verarbeiten, um eine differenzierte motorische Antwort, Efferenz, zu zeigen. Diese Funktion ist abhängig von der schnellen Verarbeitung innerhalb des Reafferenzsystems, sie ist die übergeordnete Funktion für die motorische Kommunikation mit der Umwelt.

1.6 Muskelfunktionsdifferenzierung

Aus der Muskelphysiologie wissen wir, dass auf Grund von Nervenimpulsen die Muskulatur zur konzentrischen Arbeit aufgefordert wird. Der mobile Anteil bewegt sich zum fixen Anteil hin. In der Anatomie werden die Muskelfunktionen zum größten Teil aus der Sicht des Ursprunges aufgezeigt. Das heißt, die Muskelfunktion ermöglicht das Bewegen zum Rumpf hin. Beispiel: Der Musculus quadriceps femoris streckt das Knie, indem er den Unterschenkel bewegt. Die differenzierte Muskelfunktion wird aus der Sicht des Ansatzes beschrieben, und somit werden fixer und mobiler Anteil vertauscht. Für unser Beispiel würde das bedeuten, wenn das Knie gestreckt wird, bewegt sich der Oberschenkel über den Unterschenkel. (In diesem Falle würde man aus dem Sitz aufstehen). Die Umkehr von Haltung und Bewegung, von Punctum fixum und Punctum mobile, entwickelt sich im ersten Lebensjahr und ist ein Leben lang optimierbar. Die Möglichkeit, außerhalb der Körperachse einen physiologischen Stütz aufzubauen, sich über diesen Stütz aufzurichten und dann fortzubewegen, bedeutet die Fähigkeit zur differenzierten Muskelfunktion. Die Muskulatur muss in der Lage sein, sich zu dem jeweiligen Ansatz hin zu kontrahieren und den Ursprung über den Ansatz zu bewegen. Diese distalen Fixpunkte ermöglichen die Kontrolle über den Rumpf im dreidimensionalen Raum. Die Möglichkeit, diese Fixpunkte zeitlich und dynamisch nach Bedarf zu variieren, stellt die beste Voraussetzung für ein hohes Maß an Koordination dar. Die motorischen Antworten im Reiz-Antwort System unserer Bewegung verlaufen im Gleichgewicht mit ökonomischen, komfortablen Stereotypien. Die Bewegung Ansatz zum Ursprung nenne ich primitive Muskelfunktion und die Bewegung von Ursprung zum Ansatz differenzierte Muskelfunktion. Hier spielt die Umkehr von Haltung und Bewegung und damit die Herstellung der Balance zwischen Slow-Twitch-Fasern (posturalen Fasern, Haltearbeit) und Fast-Twitch-Fasern (phasischen Fasern, Bewegungsarbeit) im Einzelmuskel eine zentrale Rolle. Die inter- und intramuskuläre Koordination ist abhängig von der Fähigkeit, Punctum fixum und Punctum mobile zu vertauschen. Diese Fähigkeit nennt man Muskelfunktionsdifferenzierung, sie wurde erstmals von Dr. Vojta beschrieben.

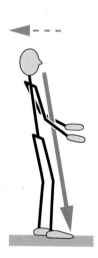

Abb. 1.1 Schematische Darstellung der Muskelfunktionsdifferenzierung bei Gewichtsverlagerung nach hinten. Die ventrale Muskulatur differenziert den Körper zurück ins Lot mit der Kontraktionsrichtung nach kaudal zu den Zehen.

Beispielhaft für diese Funktionen ist der Selbsttest im Stand:
1. Steht man in Aufrichtung auf Ferse, Großzehen- und Kleinzehenballen und verlagert sein Gewicht über den Kopf leicht nach hinten, ohne dass die Zehen abheben dürfen, so hält die ventrale Kette und zieht den Oberkörper wieder nach vorne über die Zehen *(Abb. 1.1)*.
2. Verlagert man das Gewicht leicht nach vorne, muss die dorsale Kette auf die Gewichtsverlagerung reagieren, und solange die Ferse den Boden nicht verlässt, den Oberkörper zur Ferse zurück differenzieren. Spüren kann man jetzt eine deutliche Spannung auf der dorsalen Seite *(Abb. 1.2, erste Phase)*.
3. Die motorische Funktion muss aber sofort umgeschaltet werden, wenn das Gewicht zu weit verlagert wurde. Wenn die Ferse (bei Verlagerung nach vorne) oder die Zehen (bei Verlagerung nach hinten) den Boden verlassen, entsteht eine Gleichgewichtsreaktion, die nun überwiegend primitive Muskelaktivität fordert *(Abb. 1.2, zweite Phase)*.
4. Diese Sequenz gestaltet sich sehr schnell und muss bei nicht gefundener Zurückführung in die Balance und Differenzierung zur unteren Extremität sofort weiter in eine umgekehrte Gleichgewichtsreaktion umgestellt werden. Diese arbeitet in primitiver Funktion, welche die Extremitäten zunächst schnell und extrem in umgekehrte Richtung führt, um dort in einer differenzierten Stützreaktion zu enden *(Abb. 1.2, dritte Phase)*.

1.6 Muskelfunktionsdifferenzierung

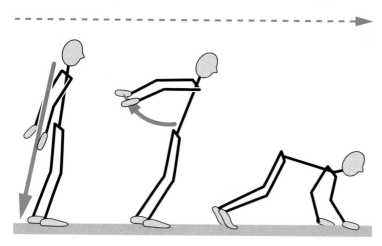

Abb. 1.2 Schematische Darstellung der Muskelfunktionsdifferenzierung bei Gewichtsverlagerung nach vorne. Erste Phase: die dorsale Muskulatur differenziert den Körper zurück ins Lot mit der Kontraktionsrichtung nach kaudal zur Ferse. Zweite Phase: Darstellung der Muskelfunktion bei der Gleichgewichtsreaktion: die Arme bewegen in schneller Abfolge nach dorsal, um den Körper zurück ins Lot zu bringen. Dritte Phase: Darstellung der Stützfunktion nach ungenügender Gleichgewichtsreaktion, beide Hände stützen auf den Boden.

Der Selbsttest für die Differenzierung der oberen Extremität ist der Handstand, bzw. die Aufrichtung in den Handstand ab der Sekunde, in der die Füße den Boden verlassen. Die gesamte untere Extremität muss nun zu den Händen hin differenziert werden, um in der Aufrichtung die Balance zu finden. Auch hier wird durch Gewichtsverlagerung die jeweils gegenüberliegende Muskelkette zur Differenzierung aufgefordert. Balance zu finden bedeutet, differenzieren zu können. Bislang habe ich die Rotation bei der Erläuterung außer Acht gelassen, um nicht zu viel Verwirrung zu stiften. Ihre Funktion steht jedoch für die Qualität der Bewegung an erster Stelle. Im Einbeinstand wird ihre Funktion verstärkt. Ihr ist es auch meist zuzuschreiben, wenn durch mangelnde Koordination in der Differenzierung die Rückführung eines Wirbelkörpers misslingt und Beschwerden in diesem Segment auftreten. Die rotatorische Wirkungsweise wird im Kapitel 7 genauer beschrieben.

Dr. Vojta, der die Muskelfunktionsdifferenzierung als erster beschrieben hat, definierte seine Muster über die Darstellung der Extremitäten. Er hat diese jedoch als Zielorgane für die Verbesserung der Wirbelsäuleneinstellung gesehen und eingesetzt. Durch eine gut eingestellte Wirbelsäule werden die Spinalmotorik und die Weiterleitung zum ZNS verbessert. Die Wechselwirkung zwischen Rumpf und Extremität begünstigt die differenzierten Funktionen der Gewebestrukturen, die durch Berührung, Reibung und Schwerkrafteinflüsse an den Extremitäten während der motorischen und sensorischen Reifung des Gehirns im ersten Lebensjahr entstehen und über die Bewegungserweiterung der Schlüsselgelenke die Verbindung zum Rumpf herstellt.

Aus den Abbildungen 1.3 und 1.4 wird ersichtlich, wie die Muskelfunktion auf die Skapula bzw. das Ilium wirkt und dadurch Schulter-, bzw. Hüftgelenk eingestellt werden können *(Abb. 1.3 und 1.4)*. Diese Wechselwirkung provoziert die Muskelfunktionsdifferenzierung, beginnend an den Extremitäten und zur Körpermitte hin wirkend. In den Kapiteln 7 und 8 wird intensiv auf diese Funktion eingegangen.

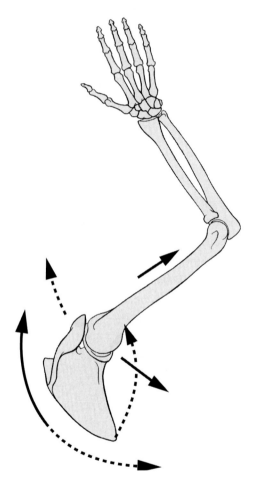

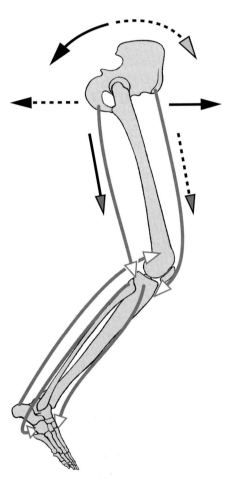

Abb. 1.3 Schematische Darstellung der Muskelfunktionsdifferenzierung der oberen Extremität in Protraktion und Retraktion des Schultergelenks. Die Funktionen sind in drei Phasen unterteilt. Retraktion (Pfeile mit durchgehenden Linien): differenzierte Muskelfunktion zum Ellenbogen hin. Knochenbewegung des Schulterblattes nach ventral, Gelenkbewegung des Schultergelenks nach dorsal. Die Funktionen für die Protraktion sind entgegengesetzt und in unterbrochenen Linien dargestellt.

Abb. 1.4 Schematische Darstellung der Muskelfunktionsdifferenzierung der unteren Extremität in Extension und Flexion der Hüfte. Die Funktionen sind jeweils in drei Phasen unterteilt, Extension (schwarze Pfeile mit durchgehenden Linien): differenzierte dorsale Muskelfunktion zum Knie, Knochenbewegung der Beckenschaufel nach dorsal, Gelenkbewegung der Hüfte nach ventral. Die Funktionen für die Flexion sind in unterbrochenen Linien dargestellt. Die weißen Pfeile verdeutlichen zusätzlich die Muskelverläufe und ihre differenzierte Kontraktionsrichtung.

1.7 Umgestaltung von Haltungs- und Bewegungsmustern

Seit der Entwicklung neurophysiologischer Bahnungssysteme wurde deutlich, dass durch ihre Anwendung eine Umgestaltung der Haltungs- und Bewegungsmuster ermöglicht werden kann. Diese Umgestaltung kann dann einen rehabilitierenden Effekt zeigen, wenn die zugrundeliegende Bewegung des Bahnungssystems der Gesetzmäßigkeit der Idealmotorik unterliegt und somit definierte Reize immer wieder definierte Antworten auslösen. Das Zusammenspiel aller Organsysteme in Abhängigkeit zur Leistung unseres Gehirns versuche ich durch Beispiele zu verdeutlichen.

▷ Störungen des inneren Organsystems und die direkte Antwort des Haltungs- und Bewegungsapparats: Nach einem üppigen Weihnachtsessen ist die Lust auf Jogging gering, während ein kurzes Schläfchen dem Körper eher gelegen käme.
▷ Störungen durch Schmerz im Haltungs- und Bewegungsapparat: Deutlich sieht man, ob jemand einen Stein im Schuh hat und deshalb sein komplettes Koordinationsmuster umstellen muss, um diesem Schmerz auszuweichen. Hier hat der Schmerz eine Schutzfunktion vor Verletzungen.
▷ Zentralnervöse Störungen und die Auswirkungen auf den Haltungs- und Bewegungsapparat: Die ossären Veränderungen bei schweren Spastikern führen immer wieder zu Operationen und Korrekturversuchen und sind, auch für jeden Laien, deutlich erkennbar.

Die Funktion bestimmt die Form. Ist die koordinative Funktion der Muskelketten um ein Gelenk in einer pathologischen Stereotypie fixiert, ist es nur eine Frage der Belastung und des weiteren Allgemeinzustands des Patienten, wann das Gelenk erste degenerative Veränderungen zeigt. Die Qualität des formativen Reizes ist entscheidend für die Form und letztendlich wieder für die Funktion. Die Veränderungen der Gewebestrukturen, die sich am Skelett des Menschen zeigen, sind z.B. bei der Tetraparese besonders augenfällig (siehe auch Kap. 11).

Wenn dem ZNS ständig inadäquate Reize zugeleitet werden, kann es nur mit den entsprechend unkoordinierten Reaktionen antworten. Die physiologischen Reize werden bei zunehmender Problematik geringer und der Einsatz primitiver und pathologischer Bewegungsmuster dominanter. Zusätzlich können durch Zerrungen, Dehnungen oder Denervationen Fasern verletzt werden. Der folgende bindegewebige Umbau erschwert dann die dynamische Aktivität der Fasern. Diese Traumata entstehen besonders in Frühphasen von neurologischen Erkrankungen wie Schädelhirntrauma oder bei Hemiplegie, wo die schlaffe Parese dominiert. Folge ist ein Teufelskreis, in den der Patient mit einer primären oder auch sekundären Koordinationsstörung gerät.

Sind Haltungs- und Bewegungsmuster nur eingeschränkt vorhanden, so hat das zur Folge, dass sich die Gelenke verformen, die Muskelketten in Faseranteilen bindegewebig umgebaut werden und die inneren Organsysteme ihren Haushalt auf ein Minimum reduzieren.

Erfahrungen aus der Anatomie und der Muskelphysiologie lehren uns, dass die korrekte Steuerung des Muskels und die ihr folgende intramuskuläre und intermuskuläre Koordination ständig abgerufen werden müssen, um Dysbalancen in der Muskelfaserdifferenzierung zu verhindern. Eine eingehende und umfassende kinesiologische Analyse des Patienten mit regelmäßiger und so früh wie möglich einsetzender Therapie gibt uns die Möglichkeit, zumindest ein Abdriften der Patienten in den Teufelskreis der Haltungsproblematik zu verhindern. Folgeerkrankungen führen zu einer zunehmenden Degeneration, wenn nicht das ständige Abrufen korrigierter Haltungs- und Bewegungsmechanismen therapeutisch initiiert wird. Die Umgestaltung motorischer Stereotypien wird durch die Aktivierung globaler und idealer Haltungs- und Bewegungsmuster erreicht.

1.8 Zusammenfassung

Aufgrund dieser Erkenntnisse stellen wir fest, dass ein neurophysiologisches Bahnungssystem, welches eine unbewusste Steuerungskorrektur beinhaltet, direkt auf das ZNS einwirkt und für Patienten mit neurologischen und orthopädischen Problemen langfristig erfolgversprechend sein kann. Das Gleichgewicht und damit die Synergien der einzelnen Muskelketten in Bezug auf Haltung und Bewegung sollten therapeutisch so intensiv und früh wie möglich initiiert werden, um das Abdriften einzelner Muskelfasern zu verhindern, damit die Muskulatur nicht auf Grund des bindegewebigen Umbaus auf Ersatzmuster zurückgreifen muss. Die Physiotherapie beschränkt sich folglich nicht darauf, Funktionen zu erhalten, sondern sie muss eine hohe Qualität an Bewegungsanalyse und neurophysiologischen Hintergründen einsetzen, um dem Patienten zu helfen, neue Funktionen zu gewinnen. Besonderer Sorgfalt bedarf daher die kinesiologische Analyse des Patienten. Diese bestimmt Anwendung und Dosierung der korrigierenden Therapie.

2 Der Homunkulus

Die Therapie nach Brunkow bezieht sich auf die Gyri prae- und postcentralis, bildlich dargestellt durch den Homunkulus. Aufgrund der überproportionalen Repräsentation der Hände, Füße und des orofazialen Bereichs im Verhältnis zum Rumpf, ist ersichtlich, dass die Beeinflussung der Haltungs- und Bewegungsmuster von dort aus besonders gut möglich ist und deutlichen Erfolg verspricht. Das Eingreifen in einzelne Muskelaktivitäten innerhalb des so komplizierten Steuerungssystems kann unserer Ansicht nach keine Verbesserung der Haltung und Bewegung erzwingen.

Die folgende Skizze des sensorischen und motorischen Rindenfeldes des Zentralen Nervensystems soll schematisch verdeutlichen, warum der Einsatz der Brunkow-Methode, in deren Mittelpunkt die Behandlung der Hände, der Füße und des orofazialen Bereichs steht, sinnvoll ist *(Abb. 2.1)*.

Betrachten wir die sensorische und motorische Verteilung auf unserem Kortex, so erkennen wir eine verhältnismäßig große Repräsentation des orofazialen Bereichs. Auffällig groß sind außer dem Mund auch die Hände (Finger, Daumen, Mittelhand und Handgelenke) und Füße (Sprunggelenk, Ferse Mittelfuß und Zehen) vertreten. Dann werden die Anteile geringer, Ellbogen, Schulter, Rumpf, Hüfte und Knie sind deutlich kleiner repräsentiert. Wir sehen, dass Fußflächen und Hände im Verhältnis zu den übrigen Gliedmaßen überdimensional dargestellt sind, also über ein weit größeres Maß an Spürvermögen bzw. Wahrnehmung und Motorik verfügen. Wie wir bereits wissen, ist im Reafferenzsystem die Wahrnehmung die Voraussetzung für die motorische Antwort. Dies lässt sich anhand der folgenden Übung leicht nachvollziehen: Spüren wir in uns hinein, ob wir alle drei Punkte des Fußes, also Ferse, Großzehenballen und Kleinzehenballen belasten, so fällt uns dies noch relativ leicht. Doch schon in der Korrektur oder Ansteuerung,

Kapitel 2 — Der Homunkulus

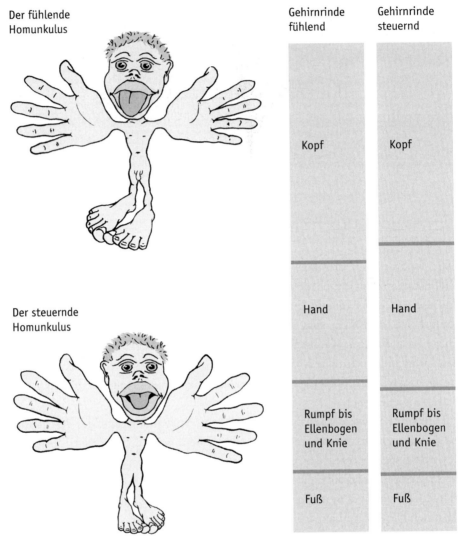

Abb. 2.1 Schematische Darstellung der Hirnrinde nach der proportionalen Repräsentanz der einzelnen Körperregionen, sensorischer und motorischer Homunkulus.

die wir eventuell vornehmen wollen, stoßen wir auf Widerstände. Dennoch gilt, die Wahrnehmung und Ansteuerung der Füße ist immerhin so hoch wie die des gesamten Beines und sogar höher als die des Rumpfes. Das Gleiche gilt an der oberen Extremität für die Hände. Auch hier können wir aufgrund der hohen Wahrnehmung und Ansteuerung relativ leicht Korrekturen vornehmen.

Fazit: Eine Verbesserung des gesamten Haltungsmusters erreichen wir am effektivsten durch die Einstellung der Füße, der Hände und des orofazialen Bereichs. Die optimale Einstellung ist unser Ziel, da der Rumpf dieser Einstellung automatisch folgt.

Der orofaziale Bereich, d.h. Halswirbelsäule, Atlas, Schädel, Zunge, Schlund, Hyoid sowie drei zusätzliche, nervale Verbindungen auf beiden Seiten zwischen Atlas und Mittelohr, zeigt, dass auch dort eine hohe Ansteuerungsquelle besteht, die zur Regulation genutzt werden kann. Stehen die Kiefergelenke nicht symmetrisch zum Atlas, so folgt über die Stellreaktionen eine Asymmetrie für den restlichen Körper; in der Umkehr müssen die Brustwirbelsäule und die Halswirbelsäule diese Schiefe wieder kompensieren.

An dieser Stelle möchte ich folgende Zitate anführen:

„Obwohl jetzt, entgegen früheren Annahmen, klar ist, dass auch die Muskelrezeptoren zur Großhirnrinde projizieren, wird der Lage- und Bewegungssinn der Extremitäten nach heutigem Wissen nicht von den Muskel- und Sehnenrezeptoren, sondern von den Gelenkrezeptoren vermittelt" (Kornhuber, in: Stemmführung nach R. Brunkow, 5. Aufl., Enke Verlag, 1989).

„Im System der motor control spielen neben den Afferenzen aus den Muskel- und Sehnenspindeln die Afferenzen der Mechanorezeptoren der Bänder eine wesentliche Rolle" (Pieper, Tagung AK Vojta, Halle 1992).

„So wird eine Haltungsstörung des Rumpfes oder der Wirbelsäule in optimaler Weise nicht durch Willkürimpulse oder Kräftigung einzelner Muskelgruppen ausgeglichen, sondern durch massiven, symmetrischen Einstrom propriozeptiver Impulse aus den Extremitäten" (Schäfer, in: Stemmführung nach R. Brunkow, s.o.).

Die wichtigsten Rezeptoren sind:
▷ Rezeptoren der Haut (Tab. 2.1)
▷ Propriozeptoren der Muskeln (Tab. 2.2)
▷ Propriozeptoren der Gelenkkapseln und Bänder (Tab. 2.3).

Das Bahnungssystem Brunkow und die Therapieerweiterung nach Blum unterliegen der Gesetzmäßigkeit des Homunkulus und beruhen deshalb auf drei grundlegenden Ansatzpunkten.

Erster Ansatz

Der Mensch ist auf Grund seiner genetischen Veranlagung zur bipedalen Lokomotion gezwungen, sich mit der Schwerkraft auf höchster Koordinationsstufe auseinander zusetzen. Die Situation der Fußgelenke steuert durch ständige Afferenzen und Efferenzen die Haltung und Bewegung des Menschen. Der Haltungs- und Bewegungstonus für die Fortbewegung wird hier initiiert. Aus der auftretenden Pathologie lässt sich erkennen, was Prof. Dr. med. V. Janda in seiner Aufzeichnung über die Muskelfunktionsdiagnostik verdeutlicht: „Eine Stellungs-

Tab. 2.1 Rezeptoren der Haut

Name	Funktion, Reaktion auf:	Struktur	Adaptation
Ruffini-Körperchen	Druck	behaarte Haut	langsam
Krause-Endkolben	Temperatur		
Vater Pacini-Lamellenkörperchen	schnell sich ändernde Reize und Vibrationen	Mechanorezeptor	rasch
Merkel-Tastscheiben	Verschiebung der Epidermis und Korium, Berührungs- und Druck-Empfänger	Mechanorezeptor	mittelschnell
Meissner-Tastkörperchen	Verformung der Hautoberfläche	Mechanorezeptor Fußsohle und Handteller	mittelschnell
freie Nervenendigungen	starke thermische Reize und Schmerzreize	Korium und Epidermis	

Tab. 2.2 Propriozeptoren in der Muskulatur

Name	Reaktion auf:	Lokalisation
Sehnenspindeln	aktive Muskelkontraktion	Golgi Rezeptoren im Muskel-Sehnen-Übergang
Muskelspindeln	siehe Kernkettenfaser und Kernsackfaser	intrafusale Fasern an den Enden der extrafusalen Fasern
Kernkettenfaser	dynamische Phase der Dehnung	
Kernsackfasern	konstante Dehnung	
Pacini-Körperchen	Schwingungsreiz im Muskel	
freie Nervenendigungen	starke Schadreize	

Tab. 2.3 Propriozeptoren der Gelenkkapseln

Name	Reaktion auf Deformation	Lokalisation	Adaptation bei gleichbleibender Deformation
sehnenspindelähnliche Elemente	Ausmaß und Geschwindigkeit	Bänder	keine
Ruffini-Körperchen	Ausmaß und Geschwindigkeit	Gelenkkapsel	keine
paciforme Rezeptoren-Elemente	Ausmaß und Geschwindigkeit	Gelenkkapsel	keine
freie Nervenendigungen	Schmerzreiz	Bänder und Gelenkkapsel	keine

veränderung weniger Grade in einem Gelenk facilitiert bereits die zur Verkürzung neigenden Muskeln, die funktionell zu diesem Gelenk gehören (posturale Fasern). Sie hemmen dadurch die antagonistische Muskelgruppe der überwiegend phasischen Muskeln. Durch die Inaktivität der phylogenetisch jungen Muskeln wird die Aktivität der posturalen Muskulatur immer wirkungsvoller bezogen auf das funktionell dazugehörige Gelenk" (Janda, Muskelfunktionsdiagnostik, Springer Verlag, 1999).

Bei der genauen kinesiologischen Analyse der Patienten stellen wir fest, dass die Füße in ihrer Entwicklung stark retardiert, teilweise abnorm pathologisch sind und/oder durch verschiedenste Traumata zusätzlich stark verändert wurden, in allen Fällen jedoch ein asymmetrischer Zustand Basis der Aufrichtung ist. Gelingt es also dem Therapeuten, durch seine Reizsetzung eine Verbesserung der Gelenkstellung der Fußgelenke idealmotorisch abzurufen, dann wird er feststellen können, dass auch der Rumpf dieser Korrektur folgt und eine Harmonisierung der Haltungs- und Bewegungsqualität des Patienten eintritt. Zur Verbesserung der Fußgelenkstellung ist eine Verbesserung der Koordination der Fußmuskelgruppen zueinander und der Muskelfunktionsdifferenzierung innerhalb der dreidimensionalen Haltung und Bewegung erforderlich.

Zweiter Ansatz
Der zweite Ansatz unterliegt der Tatsache, dass der Mensch seine Hände zu idealen Werkzeugen entwickelt hat und nicht mehr zur quadropedalen Fortbewegung

einsetzt. Diese Veränderung hat zur Folge, dass sich das gesamte Bewegungsspektrum des oberen Rumpfbereichs mehr und mehr um die distal gelegenen Hände bewegt. Die differenzierte Stützreaktion wird immer mehr in den Hintergrund gedrängt, und die Rumpfmuskulatur muss in primitiver Funktion das Gewicht des Armes tragen. Schon im frühen Kindesalter wird die Entwicklung und Aufrichtung der oberen Wirbelsäule durch die mangelnde Aktivation in der ventralen Adduktion, Stützreaktion der Arme, vernachlässigt. Auch hier wird bei genauerer Untersuchung deutlich, dass der Handkoordination besondere Beachtung zu schenken ist. Der Ausgleich von Pronation und Supination in Kombination mit der Abduktion der Metacarpalia und der Außenrotation im Oberarm führt zwangsläufig zur Verbesserung der Entwicklung des Schultergürtels und des Rumpfes und bietet somit die Grundlage für die Haltungs- und Bewegungskoordination der Hals- und Brustwirbelsäule.

Dritter Ansatz

Der dritte Ansatz dieser Therapie liegt in der Entfaltung der Kiefergelenke, die durch die Entwicklung der menschlichen Sprache einer enormen Belastung ausgesetzt sind. Die Kiefergelenke initiieren unserer Meinung nach den physischen und den sogenannten psychischen Tonus, oder anders gesehen, wird die physische und psychische Spannung des Menschen bei der Analyse der Kiefergelenke deutlich. Die Funktionseinheit der Schädelknochen im Verhältnis zu den Kieferknochen und der oberen Halswirbelsäule unterliegt einem sehr komplizierten Koordinationskomplex.

In diesem Bereich zeigen schon leichteste Abweichungen von der Idealmotorik Auswirkungen auf den gesamten Koordinationskomplex der menschlichen Motorik. Hier befinden sich auch die Rezeptoren für die Stellreaktionen von Kopf auf Rumpf und Rumpf auf Kopf sowie die auslösenden Mechanismen für die tonischen Nackenreflexe, wie der ATNR und STNR, die in nichtgehemmter Form bei neurologischen Krankheitsbildern oft die Abhängigkeit der Funktion des Patienten von diesen zunächst primitiven, später pathologischen Reflexen deutlich machen.

Der Atlas als „Wasserwaage" der menschlichen Aufrichtung und die Tatsache, dass die Schlund- und Schluckmotorik als lebenswichtige und zunächst initiierende Funktion hier ansetzt, zeigen deutlich die große Bedeutung dieser Funktionseinheit für die menschliche Motorik. In der weiteren idealmotorischen Entwicklung entsteht hier der Synergismus der optischen Kontrolle mit der differenzierten Schlundmotorik und der idealen Nackenstreckung, die den Schädel über den Kiefer orientiert und das Kiefergelenk zentriert. Weitaus größer ist dann der Einfluss auf den Synergismus der Diaphragmen. Die Tatsache, dass der Mund den größten Teil auf dem Homunkulus einnimmt, gibt uns Anlass und Berechtigung zu weiteren Forschungen in diesem Bereich.

Aus diesen Erkenntnissen heraus stellen wir fest, dass neurophysiologische Bahnungssysteme, die direkt auf das ZNS einwirken, im Sinne des Homunkulus wirken müssen, damit sie für Patienten mit neurologischen und auch orthopädischen Problemen langfristig erfolgversprechend sein können. Sinn der Therapieerweiterung nach Blum ist es, die Bahnung nach Brunkow durch Selbsterfahrung am eigenem Körper bewusst zu machen. Die Voraussetzungen jedes einzelnen Individuums sind jedoch unterschiedlich. Diese Selbstwahrnehmung fördere ich durch die sogenannte Autostimulation (siehe auch Kap. 8). Sie beruht auf der Tatsache, dass das Muster der Idealmotorik subkortikal verankert ist und uns als Vorlage dienen kann. Der Mensch im Sinne des Reafferenzsystems nimmt Reize wahr und schaltet sie motorisch um. Diese Umsetzung wird in Form von Gitterfunktionen kortikal gespeichert. Das Gehirn kann nun den kortikalen und den subkortikalen Speicher miteinander vergleichen. Sämtliche Informationen über Bewegungsabläufe sind hier abgelegt. Dieser Speicher ist genetisch festgelegt und beinhaltet sämtliche evolutionären Informationen vom Vierfüßler bis zum stehenden Menschen. Er beinhaltet auch das Lageempfinden und wird in einer Efferenzkopie im ZNS abgelegt, die als Vergleich mit den eigenen Bewegungsabläufen dient. Unter Wahrnehmung verstehen wir die Gesamtheit dessen, was wir mit unserem Sinnesapparat aufnehmen und im Zentralnervensystem (ZNS) verarbeiten. Die Wahrnehmung ist keine in sich abgeschlossene selbständige Funktion, sondern eine auf Verarbeitung ausgerichtete Leistung des ZNS, die als Reaktion unsere Bewegungen bestimmt. Dieser Prozess innerhalb des Reafferenzsystems wird auch als sensomotorischer Regelkreis bezeichnet, das heißt: die Reaktion ist Konsequenz der Wahrnehmung bzw. die Wahrnehmung Voraussetzung für eine Reaktion.

Zum Verständnis der Wahrnehmungsverarbeitung ist es hilfreich, sich die Entwicklung des Gehirns vor Augen zu führen.

Bei den frühen Tierarten bis vor ca. 100 Millionen Jahren bestand das Gehirn vorwiegend aus dem Hirnstamm. Damit konnten einfache statomotorische Regulationen, Gleichgewichts- sowie alle Überlebensfunktionen erfüllt werden. Im Laufe der Evolution musste die Leistungsfähigkeit des Gehirns den Erfordernissen einer sich verändernden Umwelt angepasst werden. Dies führte zur Entwicklung immer neuer Hirnabschnitte bis zur Großhirnrinde, wobei die älteren Strukturen aber nicht aufgegeben wurden. Daher agiert der Hirnstamm des Menschen auch heute noch in der gleichen Weise wie bei den primitiveren Tierarten.

Für die später entwickelten und höher gelegenen Hirnregionen bedeutet dies, dass

Tab. 2.4 Basissinne

Taktile Wahrnehmung	Berührungssinn, Wahrnehmung über die Haut
Propriozeptive Wahrnehmung	Tiefensensibilität, Wahrnehmung über die Muskeln und Gelenke
Vestibuläre Wahrnehmung	Gleichgewichtssinn, Wahrnehmung über Gleichgewichtsorgan (Innenohr)

ihre einwandfreie Funktion von der optimalen Reizverarbeitung an der Basis, dem Stammhirn, abhängig ist. Die reizaufnehmenden Systeme, deren Informationen auf Stammhirnniveau verarbeitet werden, nennt man daher auch Basissinne *(Tab. 2.4)*. Je besser die einzelnen Systeme arbeiten und miteinander kommunizieren, desto differenzierter kann die Reaktion der weiterverarbeitenden Anteile des Gehirns sein. Dieses Ordnen und Aufgliedern von Sinneseindrücken zu einer angemessenen und sinnvollen Reaktion oder Handlung bezeichnet man als sensorische Integration, die als solche in die Therapieerweiterung nach Blum eingegliedert ist.

▷ Beispiel 1:
A sagt zu B: „Fang den Ball!" Prompt fängt B den Ball, denn er hat eine klare Vorstellung davon, wie dies geschehen soll. Im Gehirn laufen derweil verschiedene Prozesse ab, beispielsweise: Wurde der Ball richtig taxiert? Wenn nicht, erfolgt unmittelbar darauf ein Nachfassen, also bereits ein Vergleich mit einer bestehenden Efferenzkopie und ein damit einhergehendes Korrekturmuster.

▷ Beispiel 2:
Die Person A stößt gegen eine Kaffeetasse, fängt sie aber im letzten Moment noch so auf, dass nichts verschüttet wird. Es erfolgt eine schnelle Reaktion aufgrund des Zusammenspiels von Afferenzen und Efferenzen. Der Mensch wird also motorisch von einem „Reiz-Antwort-System" geleitet, dessen Antrieb in der Motivation liegt.

Die Therapie setzt beim Therapeuten ein hohes Maß an Konzentration über die gesamte Behandlungsdauer voraus. Konkret bedeutet dies, dass der Therapeut individuell auf jede Situation reagieren muss, und die Behandlung nicht etwa nach einem festgelegten Schema durchgeführt werden darf.

Fazit: So unterschiedlich das eigene Empfinden und die Wahrnehmung des Patienten sind, so unterschiedlich fällt auch die Behandlung aus. Der Ansatz, über Füße, Hände und den orofazialen Teil einzusteigen, ist immer der gleiche.

3 Kinesiologie

Befruchtung, genetische und epigenetische Faktoren sind die drei Voraussetzungen für ein einzigartiges und individuelles kleines Lebewesen. Wenn eine Befruchtung stattgefunden hat, beginnt die Ontogenese. Sie ist der individuelle Lebensprozess jedes Einzelnen, in der die historische Phylogenese der Entwicklung durchlebt wird. Der Homo sapiens wird sodann auch die Schritte der physiologischen Entwicklung aller Zelltiere bis hin zum heutigen Tag durchleben. Von den genetischen und epigenetischen Informationen wird nun die weitere Zellteilung, Aussprossung, Reifung und Differenzierung abhängig sein. Die epigenetischen Einflüsse, also alle Einflüsse außer den genetischen, werden nun zur Hälfte für die weitere Entwicklung verantwortlich sein. Die Ernährung, Bewegung, psychische und physische Situation der Mutter prägen schon von Beginn an die weitere Entwicklung des Embryos mit.

Das Gewebe vergisst nichts, heißt es so schön. Von Beginn der ersten Zellteilung an werden die Informationen aller Einflüsse gespeichert. Die Zellwanderung im Gehirn, von zentral nach distal, überträgt jede Information von innen nach außen.

Der Lebensraum des Embryos erinnert an ein Ei, außen hart, innen weich, warm und dunkel. Die Bewegungen entstehen leicht. In der Flüssigkeit des schützenden Uterus werden Bewegungen ausgeführt, noch bevor diese von außen spürbar sind. Der Außendruck erübrigt das Haltungsmuster, und die schützende Flüssigkeit lässt eine Situation entstehen, die mit der Schwerelosigkeit im Weltall vergleichbar ist. Die folgenden Beschreibungen zeigen einige Phasen und interessante Aspekte der Zusammenhänge und Ideen auf, die wichtig für das Verständnis der Möglichkeiten der Therapieerweiterung nach Blum sind. Die grundlegende Idee dieser Zusammenhänge entstand aus

- der Betrachtung der embryologischen Entwicklung (die Zellteilung und Differenzierung der einzelnen Organsysteme)
- der fetalen Entwicklung (freie Bewegungsfähigkeit ohne Schwerkraft, Ausreifen spinaler Motorik und beginnende differenzierte Muskelarbeit)
- und der motorischen Entwicklung im ersten Lebensjahr (Ausreifung der primitiven und differenzierten motorischen Muster unter Einfluss der Schwerkraft).

3.1 Embryonalperiode

Der Embryo entsteht aus drei Gewebeschichten, dem Entoderm, Ektoderm und dem dazwischenliegenden Mesoderm. Betrachtet man die Aufteilung der entstehenden Strukturen im menschlichen Köper in Bezug auf die drei Schichten und die räumliche und zeitliche Nähe ihres Entstehens, werden schon hieraus viele Zusammenhänge deutlich (ein klassisches Beispiel ist hier der Schmerz im Arm beim auftretenden Herzinfarkt). Da diese Information die gesamte Zeit des Lebens bestehen bleibt und dadurch sozusagen eine Grundstruktur/-information bietet, kann dem Patienten mit den geeigneten Mitteln (z.B. Druck-Stauchimpulse, siehe auch Kap. 7) und dem nötigen Wissen über die Entwicklung und deren Manifestation im Körper, eine noch größere Hilfe für die Verbesserung seiner gesamten Struktur geboten werden *(Tab. 3.1)*.

Bislang wurde das Mesoderm als eine über die Druck- und Zugbelastung zwischen Ento- und Ektoderm sich bildende Zellschicht gesehen. Nach neueren Sichtweisen ist diese Aufteilung nicht mehr zu halten. Diese Sichtweise wird nun zur Disposition gestellt und das Mesoderm als „Grundschicht" gesehen. Wissenschaftlich gesicherte Ergebnisse in dieser Richtung sind mir nicht bekannt.

Die embryologische Entwicklung (nach Keith L. Moore) in Ausschnitten
Besonders zu beachten ist die frühe Entstehung des arteriellen/venösen Versorgungssystems. Am Ende der dritten Embryonalwoche treten zwei mit Endothel ausgekleidete Gefäße auf, die primitiven Herzschläuche, die rasch miteinander verschmelzen und dadurch das unpaare, primitive Herzrohr bilden. Etwa um den 21. Tag bekommt diese Herzanlage Verbindung mit den Blutgefäßen des Embryonalkörpers, des Haftstiels, des Chorions (Teil der Plazenta) und des Dottersacks, sodass ein primitiver Kreislauf entsteht. Die Zirkulation des Blutes hat meist schon am Ende der dritten Woche eingesetzt, und das Herz beginnt zu schlagen. Damit ist das Kreislaufsystem das erste funktionierende Organsystem des Emb-

Tab. 3.1 Gewebedifferenzierung aus Entoderm, Mesoderm und Ektoderm

Entoderm	Epithel und Drüsen der Trachea, Bronchien und Lungen
	Epithel und Drüsen des Magen-Darm-Traktes
	Leber, Pankreas, Harnblase, Urachus (Harngang, reicht vom Scheitel der späteren Harnblase bis zum Nabel; verödet bald zum Lig. umbilicale medianum)
	Epitheliale Anteile von: Pharynx, Glossothyreoidea, Cavum tympani (Paukenhöhle), Tuba auditiva, Tonsillen, Glossi parathyroideae
Mesoderm	Kopf: Gefäßbindegewebe des Kopfes, Dentin
	Paraxial: Skelettmuskulatur, Knochen (außer Schädel), Korium und subkutanes Bindegewebe
	Somitenstiel: Urogenitalsystem einschließlich Keimdrüsen und Geschlechtsdrüsen
	Seitenplatten: Bindegewebe und Muskulatur der Eingeweide, seröse Häute (Pleura, Perikard, Peritoneum)
	Blutzellen, kardiovaskuläres und lymphatisches System, Milz, Nebennieren
Ektoderm	Oberflächenektoderm: Epidermis, Haare, Nägel, Schweißdrüsen, Milchdrüsen, Hypophysenvorderlappen, Zahnschmelz, Innenohr, Linse
	Neuroektoderm, Neuralleiste: Hirnnerven mit Ursprungskernen und sensible Nerven mit Ganglien, Nebennierenmark, Pigmentzellen, Muskeln, Bindegewebe, Knochen des Kopfes
	Neuroektoderm, Neuralrohr: ZNS, Retina, Epiphyse, Hypophysenhinterlappen

ryos. In der Peripherie setzt die Entwicklung der Venen und Arterien noch früher ein, und es besteht sogar die Auffassung, dass die Venen das erste „System" des Körpers darstellen und alle anderen Strukturen (Nerven, Muskeln, Knochen) sich an diesen in ihrem Wachstum orientieren (siehe auch Kap. 7). Diese Tatsache zeigt deutlich, dass das versorgende System genau untersucht werden muss, da eine motorische Korrektur ohne die freie Funktion der Gefäße nicht herbeigeführt werden kann. Hier können Druck-Stauchimpulse an Venen und Arterien eingesetzt werden.

Vierte Woche: Zu Beginn der vierten Woche (22.–23. Tag) ist der Embryo noch mehr oder weniger gestreckt. Die Somiten wölben die dorsale Körperoberfläche deutlich vor. Das Neuralrohr ist in Höhe der Somiten bereits geschlossen, am rostralen und kaudalen Ende jedoch noch offen (Neuroporus anterior und posterior). Um den 24. Tag herum wird der erste und zweite Kiemenbogen (Mandibular- und Hyoidbogen) sichtbar. Der Hauptteil des ersten Kiemenbogens bildet den Unterkiefer sowie durch den Oberkieferfortsatz auch den größten Teil des Oberkiefers. Durch die Kopf- und Schwanzfalte erhält der Embryo eine leicht gekrümmte Gestalt, wobei auf der ventralen Seite durch das Herz eine mächtige Vorwölbung auftritt. Ungefähr am 26. Tag werden die ersten drei Kiemenbögen erkennbar, und der Neuroporus anterior schließt sich. Die durch das Hirnwachstum bedingte starke Vorwölbung des Kopfes und die weiter fortschreitende Abfaltung des Embryonalkörpers in der longitudinalen Dimension gibt dem Embryo seine für dieses Stadium charakteristische C-förmige, stark gekrümmte Gestalt. Durch die Abfaltung des Embryos in der Transversalebene schnürt sich die Verbindung zwischen Embryo und Dottersack immer mehr ein, so dass der Nabelstrang entsteht. Als knospenartige Verdickungen an der ventralen Körperwand werden auch die Anlagen der oberen Extremität sowie schließlich die Anlagen des Labyrinthorgans (Innenohr) erkennbar. Das vierte Paar der Kiemenbogenarterien sowie die Anlagen der unteren Extremitäten treten erst am 28. Tag auf. Zur gleichen Zeit werden am Kopf auch die Linsenplakoden als Verdickungen des Ektoderms sichtbar. Am Ende der vierten Woche ist der angedeutete Schwanz mit seinen Somiten das hervortretende äußere Merkmal des Keims. Während dieser Zeit wird der dorsale Teil des Dottersacks als primitives Darmrohr, aus dem sich außer dem Digestionstrakt auch die Trachea, Bronchien und Lungen entwickeln, einbezogen.

Fünfte Woche: Die Veränderungen der Körperform sind in der fünften Woche wesentlich geringer als in der vierten. Auffällig ist das unverhältnismäßig starke Wachstum des Kopfes, das hauptsächlich durch die Entwicklung des Gehirns entsteht (beachte hierbei die Ausbildung des Homunkulus, nach der Ausbildung der arteriellen Versorgung dieses Bereiches sowie die spätere Entstehung der Sutura coronalis rechts und links). Dadurch kommt das Gesicht mit dem Herzwulst in direkten Kontakt. Der zweite Kiemenbogen (Hyoidbogen) wächst über den dritten und vierten Kiemenbogen hinweg und ruft damit eine ektodermale Einsenkung hervor, den Sinus cervicalis. Die Extremitätenknospen beginnen sich zu differenzieren. Die Anlage der Hand ist durch die paddelförmige Verbreiterung der terminalen Extremitätenknospe gekennzeichnet.

Sechste Woche: Die Extremitätenknospen, insbesondere die der oberen Extremität, differenzieren sich nun stärker aus. Die Ellenbogen- und Handgelenksregionen werden sichtbar, und die Handplatte bekommt radiäre Wülste, die zu den Fingerstrahlen werden. Die untere Extremität differenziert sich etwas später als die obere. In der Umgebung der ersten Kiemenfurche, d.h. der Epitheleinsenkung zwischen dem ersten und zweiten Kiemenbogen, treten nun mehrere kleine Wülste auf, die bald miteinander verschmelzen und zur Anlage der Ohrmuschel werden. Spätere Derivate daraus sind:
▷ aus dem dorsalen Teil des ersten Branchialknorpels, sog. Meckelscher Knorpel, Malleus und Incus
▷ aus dem dorsalen Abschnitt des zweiten Branchialknorpels, sog. Reicherscher Knorpel, bildet Steigbügel (Stapes) sowie Proc. styloideus, sein Perichondrium bildet das Lig. stylohyoideum
▷ der mittlere Teil degeneriert, sein Perichondrium bildet das vordere Hammerband (Lig. ant. mallei), sowie das Lig. sphenomandibulare
▷ seine ventralen Abschnitte werden zum Cornu minus und zur oberen Hälfte des Zungenbeinkörpers.

Aus der Epithelfurche geht der äußere Gehörgang (Meatus acusticus externus) hervor. Mit der Ausbildung des retinalen Pigmentepithels wird die Augenanlage durch die Haut hindurch sichtbar. Der Kopf erscheint jetzt im Vergleich zum Rumpf wesentlich größer und überragt den Herzwulst beträchtlich. Diese prominente Lage des Kopfes ist durch die starke Abknickung des Gehirns in der Halsregion (sog. Nackenbeuge) bedingt, während sich Rumpf und Nacken allmählich wieder strecken. Bis zur Mitte der sechsten Woche sind die Somiten im Lumbosakralbereich noch sichtbar, eignen sich aber für Altersbestimmungen in diesem Stadium schon nicht mehr.

Siebente Woche: Die Verbindung zwischen Embryo und Dottersack ist jetzt zu einem schmalen Gang, dem Ductus omphalo-entericus oder Ductus vitellinus geworden. Im extraembryonalen Zölom des Nabelstrangs finden sich regelmäßig Darmschlingen, ein Zustand, der als physiologischer Nabelbruch bezeichnet wird. Während der siebten Woche vollziehen sich auch an den Extremitäten beträchtliche Veränderungen. Die beiden oberen Extremitäten wachsen über die Herzanlage herüber. Durch Längsfurchen zwischen den Strahlen der Handplatte beginnen die Fingeranlagen sichtbar zu werden.

Achte Woche: Anfang der letzten Woche der sog. Embryonalperiode sind schon kurze Fingerstümpfe zu erkennen, die aber noch schwimmhautartige Verbindungen besitzen, während zwischen den Zehenstrahlen der Fußplatte erst schwache Längsfurchen auftreten. Kaudal ist noch eine Schwanzknospe erkennbar. Der Gefäßplexus der Kopfhaut erscheint und bildet ein charakteristisches Band um den Kopf herum. Am Ende der achten Woche sind beide Extremitätenpaare deutlich abgrenzbar, die Finger haben sich in die Länge gestreckt, die Zehen beginnen sichtbar zu werden, und der Schwanz verschwindet. Das Gefäßgeflecht der Kopfhaut formt nun einen Streifen im Scheitelbereich des Kopfes. Der Embryo bekommt jetzt fraglos menschliche Züge. Der Kopf wird rund und richtet sich auf, ist aber noch unverhältnismäßig groß und nimmt etwa die Hälfte des gesamten Embryos ein. Der Hals zeichnet sich ab, und die Augenlider werden erkennbar. Die Bauchwand wölbt sich jetzt weniger stark vor, und der Nabelstrang verkleinert sich weiter. Immer noch liegen aber Darmschlingen im proximalen Abschnitt des Nabelstrangs. Gegen Ende der achten Woche schließen sich die Augen, indem die Lider miteinander verkleben. Die Ohrmuscheln nehmen ihre definitive Form an, wenn sie auch noch relativ tief sitzen. An den äußeren Genitalorganen sind bereits Unterschiede vorhanden.
Die embryologische Entwicklung zeigt die deutliche Dominanz der Entwicklung von Stammfunktionen (Herz-Kreislauf, Stammhirn) die zeitlich nah beieinanderliegende Ausreifung von Kiemenbögen und Schwanz und die späte Ausreifung der menschlichen Funktionen. Die schönsten Bilder zu diesem Absatz finden Sie in dem Buch „Ein Kind entsteht" (Lennart Nilsson, 1990).

Innerhalb dieser Entwicklung ist jetzt vorstellbar, dass eine Anomalie in der Entstehung oder eine unzureichende Ausreifung eines Entfaltungsprozesses zu einer gestörten Entwicklung der auf ihr aufbauenden Funktionen führt. Lage- oder Gestaltanomalien im Herz-Kreislaufsystem führen somit auch zu späteren Ausreifungsstörungen im Skelettsystem.
In dieser Zeit entwickelt sich auch das Zwerchfell. Damit die Erläuterungen klarer werden, habe ich diese Entwicklung gesondert beschrieben. Im Hinblick auf die

Atemanweisungen innerhalb der Autostimulation (siehe Kap. 8) und das bereits fetale Training des Diaphragmas sei diese Entwicklung genannt. Die Physiotherapeutin Wiebke Zmölnig aus Wien arbeitet an diesem Thema und zeigt anhand von Ultraschallaufnahmen das frühe staccato-artige Training der Diaphragmafunktion. Veröffentlichungen ihrerseits sind mir nicht bekannt.

Lageveränderungen und Innervation des Zwerchfells: Während der vierten Woche liegt das Septum transversum noch in Höhe der oberen zervikalen Somiten. Während der fünften Woche wachsen Nerven aus dem dritten, vierten und fünften Zervikalsegment des Rückenmarks in das Septum transversum ein und bilden die Nn. phrenici, die beiderseits durch die pleuroperikardialen Membranen zum Septum transversum ziehen. Daraus resultiert ihr späterer Verlauf in der Nachbarschaft des Perikards. Da die dorsale Körperwand des Embryos wesentlich schneller wächst als die ventrale, macht das Diaphragma einen Deszensus durch. Um die sechste Woche herum liegt es schon in Höhe der thorakalen Somiten und am Anfang der achten Woche in Höhe des ersten Lumbalwirbels. Dadurch werden auch die Nn. phrenici nach kaudal verlagert, was zu einer starken Verlängerung der Nerven führt. Sie versorgen später sensibel die dem Zwerchfell anliegenden Häute, kranial die Pleura und kaudal davon das Peritoneum, das Zwerchfell sowie den peritonealen Überzug der Oberbauchorgane. Die Muskulatur des Zwerchfells stammt weitgehend aus den zervikalen Myotomen, obwohl wahrscheinlich ein Teil der Muskelfasern auch aus dem Mesenchym des Septum transversum selbst hervorgeht. Während der Vergrößerung der Pleurasäcke in den Bereich der seitlichen Körperwand hinein gelangt außerdem Muskulatur aus den thorakalen Myotomen in die Zwerchfellanlage. Diese (peripheren) Teile des Zwerchfells werden später von den unteren Interkostalnerven versorgt. Zu beachten ist auch, dass das Septum transversum (späteres Diaphragma) einer Druck- und Zugbelastung unterliegt, die einen Wachstumsimpuls darstellt. Diese Kompression bildet sich über den Aszensus der Leber (nach rechts oben) und den Deszensus des Herzen (nach links unten).

Ein weiteres Phänomen sei hier erwähnt: In den ersten Tagen der siebten Embryonalwoche wachsen die Extremitätenanlagen nach ventral, dann aber machen Arm- und Beinknospen eine Lageveränderung durch. Es kommt zu einer Drehung in entgegengesetzter Richtung, die allerdings unterschiedlich stark ausfällt. Ursprünglich liegen die Flexoren beider Extremitäten ventral, die Extensoren dorsal und die ventrale Achse für die nervöse Versorgung der Segmente verläuft durch die Mitte der Extremitätenanlage. Später rotieren die Armknospen um ihre Längsachse 90° nach lateral; daher zeigen die Ellenbogenanlagen nach hinten (dorsal), die Extensoren liegen dann an der Außen-, d.h. an der Dorsalseite. Die Beinknospen rotieren andererseits um 90° nach medial. Daher liegen die Knieanlagen vorne (ventrolateral) und die Extensoren damit an der Ventralseite. Es stellt sich hier die Frage, inwieweit die Rotation der Beine über den Aufstieg der Nieren, der auf der Schiene des Iliopsoas verläuft, einen Einfluss besitzt.

3.2 Fetalperiode

Im Anschluss folgen noch einige Punkte aus der Fetalperiode (neunte Woche bis Geburt), um aufzuzeigen, wie wichtig auch diese Entwicklung für die Therapieerweiterung nach Blum ist.

Zwischen der 9.–12. Woche treten im Skelett, besonders im Schädel und in den langen Röhrenknochen, die ersten Knochenkerne (Ossifikationszentren) auf. Von Mitte der 10. Woche an erfolgt eine Zurückverlagerung des Dünndarms in die Bauchhöhle. Im Sinne des Vertauschens von Punctum fixum und Punctum mobile wäre anzunehmen, dass die Bauchhöhle um den Darm herum wächst. Das Zwerchfell (Diaphragma abdominalis) bildet eine kuppelförmige, muskulöse Trennwand zwischen Brust und Bauchhöhle.

Es folgt der Abstieg des Herzens mit einer Rotation nach links (in Bezug auf den Körper), Gegendrehung des Ösophagus nach rechts. Der Nervus vagus begleitet den Ösophagus seitlich, findet aber durch seine Gegendrehung und die Aussackung unterhalb des Diaphragmas (dieser Teil nennt sich Vorderdarm), welche den Magen bildet, eine Verlagerung im Raum, so dass der rechte Anteil des Nervus vagus nach dorsal kommt und der linke Anteil nach ventral. Die Versorgung des Bauchraumes über den Nervus vagus reicht bis zum Colon transversum, kurz vor der Flexura colli sinistra. Auf seinem Abstieg gibt der Nervus vagus einen Nervus laryngeus recurrens ab. Dieser zweigt im Thorax ab, nachdem der Nervus vagus links über den Aortenbogen und rechts über die Arteria subclavia gezogen ist. Er läuft links um die Aorta und das Ligamentum arteriosum und rechts um die Arteria subclavia herum und steigt an ihrer Rückseite wieder empor. Zwischen Trachea und Ösophagus, an die er die Rami tracheales und Rami oesophagei abgibt, zieht er bis zum Kehlkopf. Sein Endast, Nervus laryngeus inferior, versorgt sensorisch die Kehlkopfschleimhaut unterhalb der Stimmlippen und motorisch alle Kehlkopfmuskeln außer dem Musculus cricothyroideus. Solche Beispiele von Verbindungen lassen sich endlos fortsetzen, da das Duodenum als tiefste Struktur eine Anheftung nach dorsal (Ligamentum von Treitz), das Colon ascendens und descendens jeweils über Ligamentum von Told, das Colon transversum, der Dünndarm und das Sigmoid auch eine Verbindung an das Peritoneum parietale posterior besitzen. Durch diese Struktur besteht eine fasziale/ligamentäre Verbindung zur Wirbelsäule, sowie über die prä- und postrenalen Faszien eine Verbindung zu den Musculi psoas major und quadratus lumborum. Unbedingt zu beachten ist der in der Entwicklung bestehende Abstieg der Nieren bis in das kleine Becken und der dann durch das Längenwachstum des Embryos erzeugte Ascensus bis zur ihrem angestammten Platz, wobei sie eine Rotation um 90° nach medial vollziehen. Durch die Entwicklungsbeschreibung wird deutlich, dass die Entwicklung und Lage der Gewebe und Organe einer ständigen Veränderung unterliegen, die Anzeichen für die spätere Bewegungsfähigkeit und Notwendigkeit zur Bewegung ist.

Der Grundstein für die weitere Aufrichtung des Individuums ist hier gelegt, wobei folglich auch das Bewegungsverhalten der Mutter eine ausschlaggebende Rolle in dieser frühen Phase der Entwicklung spielt. Der Synergismus des Mundbodens mit dem Beckenboden und die Verbindung von Ferse, Großzehen- und Kleinzehenballen fügen sich schon früh zusammen und bilden für die weitere Aufrichtung das Fundament in der noch intrauterinen Phase. Ab dem fünften Monat sind für die Mutter schon Kindsbewegungen wahrnehmbar. Der Fötus ist in der Lage, gegen die Uteruswand zu treten und zu boxen, mit der Nabelschnur „zu spielen" und sich um die eigene Achse zu drehen. Schon hier beginnt die Differenzierungsphase der einzelnen Muskelfasern, die als Bewegungsschablonen bereits gespeichert werden. Mit dem fünften Monat beginnt der Fötus, einen Haltungshintergrund aufzubauen und sich zu orientieren, zu wehren, wenn ihm ein Einfluss Unwohlsein hervorruft und sich zu freuen. Durch die spürbaren Kindsbewegungen, das Strampeln gegen die Uteruswand, beginnt die erste Umstellung der Ferse aus der primitiven Plantarflexion in die differenzierte Dorsalextension und schafft somit die Voraussetzung für eine viel später auftretende plane Fußbelastung. Am Beispiel der Spina bifida kann man daher erkennen, dass ein Klumpfuß – durch fehlende Umstellung des Sprunggelenkes im fünften Monat in Dorsalextension – schon zur Geburt ein Defizit von vier Monaten aufweist und daher oft therapieresistent erscheint.

3.3 Das erste Lebensjahr

Während der Reifung des Gehirns im ersten Lebensjahr wird die subkortikale Vorlage zur Weiterentwicklung auf dem Kortex verwendet. Das Gehirn reift von zentral nach distal, also vom Hirnstamm nach außen. Im ersten Lebensjahr entwickelt sich so die kortikale Verschaltung. Durch die motorische Forderung von

Schwerkraft und Auflage, später Unterstützungsfläche genannt, und die Entwicklung und Reifung des ZNS mit der schneller werdenden Reizübertragung durch die Reifung der Myelinscheiden, erwirbt der Mensch die Fähigkeit, außerhalb der Körperachse einen Stütz aufzubauen. Stützen bedeutet, ein Punctum fixum zu finden, indem Reibung erzeugt wird. Der Mensch wird sich dann über diesen Stütz, Vertauschen von Punctum fixum und Punctum mobile, aufrichten und die Fähigkeit zur differenzierten Muskelarbeit nutzen, um sich fortzubewegen (den Ursprung über den Ansatz bewegen). Die distalen Fixpunkte ermöglichen die Kontrolle des Rumpfes im dreidimensionalen Raum.

Das erste Lebensjahr ist hier in Form einer Tabelle dargestellt, um die Abfolge zu verdeutlichen. Diese Übersicht ist für den Therapeuten die Grundlage zur Anwendung des Systems *(Tab. 3.2)*.

In der Veränderung der Strukturen zeigt sich im ersten Lebensjahr eine besondere Funktion in der Stellung des Fußwurzelknochens beim Neugeborenen. Der Kalkaneus des Neugeborenen steht nicht kaudal sondern kranial. Der Kalkaneus muss zunächst kaudal wandern, um belastet werden zu können. Dieses Bild ist aber keineswegs eine pathologische Situation, sondern vielmehr eine primitivere Stellung des Kalkaneus, die beim Neugeborenen vorherrscht und im Laufe der ersten sieben Lebensjahre in die physiologische Position ausreift. Die kaudale Stellung entwickelt sich durch die Differenzierung der Muskelketten. Durch die aktive Dorsalextension kann der Kalkaneus zunächst nach kaudal bewegt werden. Die plane Fußbelastung provoziert dann die Differenzierung der Fußflexoren. Der Kalkaneus wird stabilisiert. Er bildet das Punctum fixum für die dorsale Kette. Betrachten wir den Sulcus tendinis Musculi flexoris hallucis longus. Der Musculus flexor hallucis longus kann durch das Durchlaufen des Sulcus tendinis musculi flexoris hallucis longus den Talus in die Längsachse zwischen Großzeh

Tab. 3.2 Motorische Funktionen im ersten Lebensjahr

0. bis 6. Woche **asymmetrisch-symmetrisch**	Holokinese, Reflexebene nackenreflexologisch abhängig automatische Reaktion, Erfahrung großer Gelenkbeweglichkeit, kurzfristiges, zufälliges Stützen
6. bis 12. Woche **asymmetrisch-symmetrisch**	Phase der Dyskinese beginnende Differenzierung

Tab. 3.2 Fortsetzung

3. Monat **symmetrisch**	Bauchlage: Symmetrischer Unterarmstütz, freie Kopfwendung bis 45° Rückenlage: Symmetrisch, Hand-Hand-/Hand-Mund-Koordination
4. Monat **asymmetrisch**	Bauchlage: Beginnende Drehung in Seitenlage
5. Monat	Rückenlage: Hand-Genitale-Koordination Hand-Fuß-Koordination
6. Monat **symmetrisch**	Bauchlage: symmetrischer Handstütz Rückenlage: Greifen über die Mittellinie, Gewichtsverlagerung nach kranial abgeschlossen, Drehung Seitenlage, Drehung in Bauchlage, koordiniert
7. Monat **asymmetrisch**	Bauchlage: koord. Drehung in Rückenlage. Fortbewegung nach oben, Greifen über 120° (Schulter), VFST, Schaukeln im VFST, Rückenlage: Streckung Knie, Fuß-Mund-Koordination, insgesamt als Position immer weniger genutzt
8. Monat **symmetrisch**	beginnendes Krabbeln Hochziehen an Gegenständen
10. Monat **asymmetrisch-symmetrisch**	schnelles Krabbeln/Kreuzgang, Stehen und Hantieren mit einer Hand Gehen an der Wand
12.–15. Monat **asymmetrisch**	freies Gehen, Aufstehen im Raum, Fortbewegungsmotivation

und Kalkaneus sowie die Malleolengabel einstellen. Bemerkenswert ist die Tatsache, dass am Talus kein Muskel inseriert oder dort seinen Ursprung findet. Er dient quasi als eine Art Umlenkrolle, auf der die Kraftübertragung von der Horizontalen in die Senkrechte geleistet wird. Dies funktioniert aber nur, weil die ihn umgebenden Sehnen und Muskelketten eine synergistische Funktionseinheit bilden. Wäre dies nicht der Fall, könnte der Talus nicht in der Mitte stehen bleiben. Für die Therapie bedeutet dies, dass der Talus nicht über einen speziellen Muskel herangezogen werden kann, sondern eben über die Gesamtheit der Muskeln und Sehnen, die ihn umgeben. Taluseinstellung heißt demnach nicht, dass wir den Talus passiv einstellen, sondern wir provozieren die Differenzierung über die Flexoren, Extensoren und Rotatorenkette. Über die zentralnervöse Wirkung des am Talus gesetzten Druck-Stauchimpulses ermöglichen wir die afferente Weiterleitung und somit die Korrektur des Talus. Dies bedeutet, dass der pathologische Spitzfuß innerhalb einer Spastik bei der infantilen Zerebralparese keine fremde Pathologie ist, sondern das Nichtausreifen einer primitiven motorischen Funktion darstellt.

Die Stellung des Fußes nach der Ausreifung
Um ein Leben lang gesund auf den Füßen gehen zu können, sollten Längs- und Quergewölbe ausgereift sein. Das Längsgewölbe des Fußes spannt sich auf, um eine Art Brücke zum Unterschenkel zu schlagen, auf der sich der Talus vor- und zurückbewegen sowie rotieren kann. Diese Brücke ist in der Lage, Stöße abzufedern. Sie muss also bei einer hohen motorischen Leistung eine entsprechend hohe Flexibilität besitzen. Das Längsgewölbe kann sich durch die Differenzierung der plantaren Fußmuskeln aufrichten. Das Quergewölbe entsteht durch die Aktivation des Musculus abductor hallucis und der differenzierten Funktion des Musculus adductor hallucis. Der Fixpunkt am Großzehenballen entsteht durch die Aktivation des Musculus abductor hallucis. In differenzierter Funktion kann der Musculus adductor hallucis das Quergewölbe aufbauen, während der Musculus abductor hallucis in differenzierter Funktion den Fuß medial des Talus absichert, um einen zunächst primitiven, später jedoch pathologischen Knickfuß zu verhindern. Ein gut ausgeprägtes Quergewölbe ist kaum zu finden, da bei den meisten Menschen eine Supinationsstellung oder ein Knickfuß vorherrschen.
Im Kapitel „Beobachtungen am Vierfüßler" sehen wir noch einmal diesen Zusammenhang mit der Tatsache, dass der Vierfüßler eine ventrale Adduktion der oberen Extremität nur leisten kann, wenn der Kalkaneus auf dem Boden einen Stütz aufbaut (siehe Kap. 10).

4 Warum eine „Therapieerweiterung"?

Um zu verstehen, warum die hier vorgestellte Technik den Namen „Bahnungssystem Brunkow, Therapieerweiterung und Reizsetzung nach Blum" trägt, ist es wichtig, nochmals zur Entstehung der Therapie von Frau Roswitha Brunkow zurückzukehren. In „Stemmführung nach Brunkow" (Stuttgart 1978) beschreibt Dr. Vojta die Problematik, die sich bei der Aktivation unwillkürlicher Bewegungen ergibt. Roswitha Brunkow bezeichnete ihre Übungen auch als Dissoziationsübungen was Dr. Vojta auch als Inhibition der abnormen Haltung darstellte. Die passive Einstellung der Extremitäten führt zur Verbesserung der Haltung des Kontrollorgans Kopf oder zur Wegnahme der pathologischen Haltungsmuster. Brunkows Behandlungsmethode stellt noch heute die einzige physiotherapeutische Methode zur Behandlung des Torticollis spasticus dar. „In ihrer letzten Lebenszeit arbeitete sie vermehrt mit Säuglingen und stellte fest, dass sie über die propriozeptive Reizsetzung bei passiver Einstellung der Hand oder des Fußes in die Stemmführung und der gleichzeitigen Anwendung der Hautreize eine Reflexbehandlung des Säuglings ermögliche". Bislang hatte sie überwiegend Erwachsene behandelt. „Ihre eindeutigen Erfolge erzielte sie mit der Behandlung von Patienten mit zerebralen Bewegungsstörungen, Torsionsdystonien, Torticollis und Hemiplegien. Als erfreuliches Gebiet bot sich die Behandlung von Diskopathien, Skoliosen und peripheren Paresen an" (Vojta, 1978).
Als ich die Brunkow-Technik kennen lernte, wurde sie hauptsächlich in der Orthopädie, insbesondere bei der Behandlung des Bandscheibenvorfalls und während der langen Liegezeit nach Hemilaminektomien angewendet. Im Rahmen der Arbeit mit der Arbeitsgemeinschaft Brunkow sollte sich aus der Stemmführung nach R. Brunkow das Bahnungssystem Brunkow und somit auch die Rückkehr in

die Neurologie und Pädiatrie entwickeln. Dadurch veränderte sich aber in erster Linie die Reizsetzung.

Dr. Vojta beschrieb schon damals das jetzt erneut auftretende Problem folgendermaßen: „Die passive Einstellung der Hand des Spastikers in die Stemmhaltung hat Frau Brunkow aus der Sphäre der Theorie Kabat herausgeschleudert" und später „Die spastische Hand hat ihr geholfen, sich wieder von der Vorstellung Bobaths zu befreien". Eine Zeit lang sah sie ihre passive Einstellung als „placing" an. „Sie konnte also durch passive Einstellung der Hand in die Stemmführung die Ausstrahlung proximalwärts in die Extremität dirigieren, jedoch nicht weiter in den Körper hinein. Erst dadurch, dass der Patient fähig wurde, ihrem Kommando zu folgen, kam die Ausstrahlung axialwärts zustande". Damals entwickelte sie ihre Hautreize, um nach der passiven Einstellung eine aktive Folgekorrektur abzurufen. Wenn also der Begriff Bahnungssystem für die Brunkow-Technik Geltung haben sollte, so müssen die Reize so gestaltet werden, dass das Axisorgan ohne verbale Aufforderung auf die Einstellung der Extremitäten reagiert.

Als Fundament hatte sie den Druck-Stauchimpuls entwickelt. „Dabei hat sie wichtige Punkte im Bereich des Handgelenks gefunden, mit denen es durch Druck gelungen ist, die Ausstrahlung proximalwärts in die Extremität, in den Arm zu provozieren".

Die Aufgabenstellung blieb also immer noch die gleiche: Wie kommt es zu einer Aktivität, ohne dass eine Kommunikation, abgesehen von der Berührung selbst, stattfindet? Die Reizsetzung der Druck-Stauchimpulse wurde zur Kommunikation mit den Gewebestrukturen. Die Reizsetzung der Druck-Stauchimpulse veränderte sich durch die Anwendung der Idealmotorik. Die Integration der idealmotorischen Muster in die Behandlung brachte eine unerwartete Wendung.

Die Ausgangsstellungen meiner Patienten waren keinesfalls mit denen aus der Stemmführung vergleichbar. Um einen Spastiker in Rückenlage oder Bauchlage zu behandeln, der zusätzlich massive Kontrakturen aufweist, ist eine lange vorbereitende Behandlung notwendig. Bei der Anwendung der Druck-Stauchimpulse in den Ausgangsstellungen der kinesiologischen Entwicklung und nach der Gesetzmäßigkeit der idealmotorischen Muster begann sich das System zu verselbstständigen. Auf definierte Reize folgte die definierte motorische Antwort, ohne einen verbalen oder willentlichen Auftrag an oder durch den Patienten.

Der distale Fixpunkt wird dem Patienten durch einen Druck-Stauchimpuls angeboten, das Zentrale Nervensystem kann diesen Druck-Stauchimpuls als Halt verstehen und entsprechend der natürlichen Reaktion der Differenzierung die proximal gelegene Muskulatur entspannen. Meinen Patienten ist dieses Gefühl bekannt als sogenannte Spastik-Abstellübung. Durch die Lösung der Muskelursprünge kommt es zu einer besseren passiven Einstellung der distalen Gelenke, an denen der auslösende distale Fixpunkt gesetzt wurde. Die verbesserte passive Einstellung führt nun dazu, dass die Forderung des idealeren Musters aus dieser Extremität zunächst auf das Bein, später auf den Rumpf weitergeleitet wird. Damit die Forderung weiterlaufen kann, werden lösende Druck-Stauchimpulse (siehe Kap. 7) an allen folgenden erforderlichen Strukturen gesetzt, ohne dass der auslösende, distale Fixpunkt aufgegeben wurde. Die größte Kraft aus dieser Forderung ist die Rotation, die sich torsionsartig durch die Extremität und den Rumpf zieht. Die lösenden Druck-Stauchimpulse, die an den proximal gelegenen Gelenken gesetzt werden, führen, nachdem das Gewebe genügend vorbereitet wurde, in Form einer Schaftrotation zu einer Gelenkkorrektur.

Jede Verbesserung, die sich in einer Extremität einstellt, führt unweigerlich zu einer Verbesserung im Rumpf. Desgleichen gilt, dass sich bei der dadurch verbesserten Rumpfeinstellung auch eine verbesserte Ansteuerung in die Extremität einstellt.

Die Extremität wird innerhalb des aktuellen kinesiologischen Musters eingestellt. Sie darf aber zunächst nicht in eine Korrektur gebracht werden, sondern in ein Optimum an Mitte. In dieser Stellung werden die axial gesetzten Druck-Stauchimpulse für das ZNS transparent, und es erkennt eine Abstellfläche. Wenn ein distales Punctum fixum gefunden wurde, so beginnt der normale Weg zur Aufrichtung.

Als Gesetzmäßigkeit muss daraus abgeleitet werden, dass fixierende Druck-Stauchimpulse immer nur an den distalen Enden der Extremitäten gesetzt werden und auf allen proximalwärts gelegenen Strukturen lösende Druck-Stauchimpulse zur Anwendung kommen. Auch in der Pädiatrie und Neurologie wird dieser distale Fixpunkt über zeitliche Summation gehalten, der Therapeut muss aber jederzeit in der Lage sein, mit der Eigenbewegung des Patienten mit zu bewegen. Der durch diesen Druck-Stauchimpuls entstandene Fixpunkt heißt bezeichnenderweise mobiler Fixpunkt.

Je ruhiger der Körper ist, desto genauer lassen sich die Druck-Stauchimpulse setzen, die immer mit einer zeitlichen Summation einhergehen. Auch wenn es tatsächlich kein isoliertes Haltungsmuster gibt und somit auch kein isoliertes Bewegungsmuster, so ist doch die Vorstellung, dass die Behandlung innerhalb eines Haltungsmusters stattfinden könnte, eine Erleichterung. Die Korrektur des Haltungsapparates führt dann zwangsläufig zur Verbesserung des Haltungsmusters und daraus ergibt sich ein verbessertes Bewegungsmuster. Auch wenn die Extremität passiv eingestellt wird, die Korrektur ist aktiv.

Erreicht der Patient die Mittelstellung des Extremitätengelenks, so wird die Antagonistenhemmung außer Kraft gesetzt. Die bislang inaktive Muskelgruppe fängt an, zunächst den Halt zu übernehmen und später auch eine Bewegung auszuführen. „Eine Stellungsveränderung weniger Grade in einem Gelenk facilitiert bereits die zur Verkürzung neigenden Muskeln, die funktionell zu diesem Gelenk gehören (posturale Fasern). Sie hemmen dadurch die antagonistische Muskelgruppe der überwiegend phasischen Muskeln. Durch die Inaktivität der phylogenetisch jungen Muskeln wird die Aktivität der posturalen Muskulatur immer wirkungsvoller, bezogen auf das funktionell dazugehörige Gelenk" (Janda, Muskelfunktionsdiagnostik, 1999).

Somit wird bei zunehmendem Erreichen der Mittelstellung (Optimum an Mitte) die funktionell schwache Muskulatur angesprochen und beginnt, wie oben beschrieben, den Halt für diese Funktion zu übernehmen.

Diese Entwicklung verlangte nach einer eigenen Bezeichnung. Es bot sich an, das System als „Bahnungssystem Brunkow, Therapieerweiterung und Reizsetzung nach Blum" zu benennen. Für diesen Namen gibt es folgende Gesichtspunkte:
Die Erweiterung der Therapie besteht aus einer veränderten Reizsetzung und

▷ Befund, Torsionsmodell und Kinesiologische Analyse nach Blum (siehe Kap. 5)
▷ der Anwendung der Idealmotorik durch die Stimulation idealmotorischer Muster (siehe Kap. 7)
▷ der Annahme der Fähigkeit uneingeschränkter Muskelfunktionsdifferenzierung (siehe Kap. 7)
▷ der Behandlung im Haltungsmuster (siehe Kap. 7)
▷ der Autostimulation (siehe Kap. 8)
▷ der Integration des Dreiviertel-Rhythmus in die Therapie (siehe Kap. 10.1)
▷ der Anwendung am Vierfüßler (siehe Kap. 10.2)
▷ dem Einbeziehen des inneren Organsystems (siehe Kap. 9)
▷ dem ausschließlichen Arbeiten mit Druck-Stauchimpulsen (siehe Kap. 7).

Die Reizsetzung gehört inhaltlich zur Therapieerweiterung, sie wird aber deshalb gesondert genannt, weil ihre Entwicklung auf einer Erfahrung beruht, die aus meiner Arbeit hervorgegangen ist und die im Sinne der Schaftrotation erstmals für mich spürbar und später auch nachvollziehbar war, siehe auch Kap. 10). Die Reizsetzung wird in den folgenden Kapiteln noch ausführlicher beschrieben.

Der Begriff Therapieerweiterung bezieht sich hauptsächlich auf das Torsionsmodell und die Kinesiologische Analyse (siehe Kap. 5). Diese beiden Untersuchungsmethoden stellen für mich die erweiterten Ansätze hinsichtlich der Befunderhebung und Therapie nach Brunkow dar. Dem Ansatz von Roswitha Brunkow folgend, über die Extremitäten zu arbeiten, um die Bewegungen zu ökonomisieren, lag der Gedanke natürlich nahe, auch über die Extremitäten zu befunden. Die

Einstellung über die Akren ist meines Erachtens noch bedeutsamer als die Einstellung über die Wirbelsäule. Die Therapieerweiterung bedeutet also, dass die Wirbelsäule das Zielorgan der Einstellung darstellt, dies aber überwiegend über die Akren befundet und therapeutisch provoziert wird.

Ein weiteres Merkmal der Therapieerweiterung beruht darauf, dass jeder Muskelanteil differenzierte Arbeit leisten kann. Diese Arbeit wird in der Therapieerweiterung nach Blum therapeutisch für jeden Einzelmuskel akribisch verfolgt. Bislang wurden immer wieder Einschränkungen für die Muskelfunktionsdifferenzierung gesetzt. Therapieerweiterung bedeutet, jeder Muskel (wie auch alle anderen Gewebestrukturen) muss idealerweise in der Lage sein, entsprechend seiner motorischen Anforderung zu reagieren und somit in seiner Stützfunktion zu differenzieren. Diese Überlegungen finden sich in der Reizsetzung nach Blum wieder und nehmen dort den nötigen Rahmen ein.

5 Der Befund

In der Physiotherapie sind nicht alle Befundwerte und Analysen exakt festzulegen und in Messeinheiten darstellbar. Der so umstrittene Haltungs- und Bewegungstonus kann objektiv nur sehr ungenau beschrieben werden. Zum Beispiel stellen wir fest, dass Patienten mit neurologischen Erkrankungen an einer zentralen Koordinationsstörung (ZKS) leiden. Die ausgelöste Pathologie des Haltungs- und Bewegungsverhaltens führt je nach der Stärke der Ausfallerscheinungen zu Veränderungen im Ansteuerungssystem der verschiedenen Muskelketten, die nicht mehr harmonisch miteinander arbeiten, sondern in ihrer disharmonischen Fehlsteuerung in primitive und pathologische Bewegungsmuster „abdriften". Es folgt eine Umstellung in der intermuskulären Koordination, so dass sich hier innerhalb der Muskelfaserstruktur die sogenannten Fast-Twitch-Anteile reduzieren und zu Slow-Twitch-Fasern degenerieren. Das Symptom dieser Degeneration ist ein sehr statisches Bewegungsverhalten mit zunehmender Immobilisierung des Patienten und einer daraus folgenden Veränderung der Gewebestrukturen und somit des Haltungsapparats. Den Vergleich der motorischen Stereotypien eines Menschen mit der Idealmotorik als Wertmaßstab bezeichne ich als kinesiologische Analyse. Das idealmotorische Muster als Parameter für die funktionelle Analyse ist Grundlage für unseren physiotherapeutischen Befund. Es ist also für den Therapeuten erforderlich, eine genaue Vorstellung von der so hypothetisch erscheinenden Idealmotorik zu besitzen.

Der Körper findet seine Mitte im Sinne von Symmetrie erstmals im dritten Monat: symmetrische Rückenlage und symmetrische Bauchlage. Kinder, die diese symmetrische Rücken- und Bauchlage nicht erreichen, bleiben in der Regel hyperexzitabel, können beispielsweise nicht still sitzen. Bei den meisten Patienten erkennt man innerhalb der kinesiologischen Analyse die Problematik bei den Ausgangsstellungen des dritten Monats, ebenso in den Kompensationen, mit denen der dritte kinesiologische Monat erreicht wurde.

Hier setzt die Kinesiologie an: Kann der Haltungs- und Bewegungsapparat des menschlichen Individuums die Funktionen des ersten Lebensjahres nachvollziehen, so dürfte er nur wenige Kompensationsmuster zeigen.

5.1 Das Torsionsmodell – Befundaufnahme im Stand

Für den Verlauf der Behandlung ist es sehr hilfreich, in einer Art Fragekalender oder auch Befundkarte alle Stellen zu vermerken, an denen der Patient Schmerzen verspürt. Auch der Grad der Schmerzen sollte dort eingetragen werden, so dass nach einigen Behandlungen der aktuelle Zustand mit dem ursprünglichen verglichen werden kann. Die Befundkarte dient also als eine Art Schablone, als Maßstab, den wir an den Patienten anlegen, um eventuelle Verbesserungen oder eine Stagnation des Zustandes so objektiv wie möglich erfassen zu können. Hier ist es sehr hilfreich, den Patienten in Form einer Skizze optimal darzustellen und nur die entsprechenden Abweichungen graphisch aufzuzeigen. Während der Befundaufnahme im Stand sollte der Patient Ferse, Großzehenballen und Kleinzehenballen gleichmäßig belasten. Er wird aufgefordert, in einem Optimum an Mitte auf den Füßen, parallel zueinander aufgestellt in Balance zu stehen. Durch den Versuch, das Gewicht allen sechs Punkten gleichmäßig zuzuordnen, wird dem ZNS die aktuelle Mitte angeboten und dadurch eine momentan optimale Balance erreicht. Aus dieser Information wird das ZNS seine Korrektur vornehmen (= Reafferenzsystem). Der Vergleich für den Befund ist nun die Antwort des ZNS. Die Antwort drückt sich im geänderten Haltungs- und Bewegungsmuster aus. Der Patient fühlt sich in dieser Ausgangsstellung verwrungen, er möchte nicht lange so stehen bleiben. Der Physiotherapeut achtet auf die stärksten Abweichungen der Zentrierungen und notiert diese auf der Karte. Notiert wird jede Abweichung der Achsen von der Mitte, an den Extremitäten sowie an der Wirbelsäule. Das Haltungsmuster der Wirbelsäule ist ideal, wenn jeder Wirbelkörper gleich schlecht bzw. gleich gut zu sehen ist.

Kompensationsmuster, die der Patient schon vor seinen Beschwerden erworben hat und mit in die Praxis bringt, verschleiern oft die eigentliche Ursache der aktuellen Schmerzen.

Diese Schablone dient dazu, zwischen dem Haltungsmuster vor und nach der Therapie und dem Verhaltensmuster zu differenzieren, was oftmals nicht ganz einfach ist.

5.2 Die Kinesiologische Analyse nach Blum

Die Bestimmung der Koordination eines Menschen durch die Kinesiologische Analyse nach Blum erfolgt anhand eines Untersuchungsbogens. In der Physiotherapie ist die Befunderhebung Voraussetzung für die Erstellung eines Therapieplanes. Einige Befunditems wie Kraft, Beweglichkeit und Ausdauer lassen sich mit Messgeräten wie computergestützter Widerstandsmessung, Winkelmesser, computergestützter Beweglichkeitsprüfung oder Stoppuhr verifizierbar überprüfen. Besonders in der Pädiatrie und in der Neurologie, aber auch in der Orthopädie, der Inneren Medizin und der Psychiatrie wird die Koordination getestet. Die Koordination und ihre Beurteilung wurde bereits von Bobath et al. (1965, 1980), Vojta et al. (1976, 1984, 1992), Flehmig et al. (1983) beschrieben. Die Datenflut hat jedoch zur Folge, dass wenig standardisierte Testverfahren verfügbar sind. Das bekannteste Testverfahren ist die Lagereaktionen nach Vojta (1976). Diese Untersuchungsmethode ist allerdings den Ärzten vorbehalten, da es sich hierbei um Diagnostik handelt.

Ziel der hier vorgestellten empirischen Studie ist es, die kinesiologische Analyse nach Blum als physiotherapeutische Untersuchungsmethode darzustellen. Die Anwendung des Untersuchungsbogens ist von der angewandten Therapie (Brunkow, TER Blum, Bobath, Vojta, PNF, man. Medizin, Cyriax, Osteopathie, Akupunktur) völlig unabhängig. Es soll der wissenschaftliche Nachweis erbracht werden, dass mit dieser Untersuchungsmethode – unabhängig von Untersucher und Ort – ein verwertbares, aussagekräftiges Untersuchungsergebnis zu erzielen ist. Mit Hilfe des in dieser Arbeit vorgestellten Untersuchungsbogens wird die Koordination des Menschen standardisiert beurteilt. Am Ende der Untersuchung steht der „Koordinationskoeffizient nach Blum", der bei späteren Untersuchungsterminen zum Vergleich herangezogen werden kann.

5.2.1 Studiendesign

Bei der folgenden Arbeit handelt es sich um eine empirische, wissenschaftliche Studie. Das aktuelle motorische Muster des zu Untersuchenden wird mit der Idealmotorik (Vojta, 1976, 1984, 1992) verglichen. Die Idealmotorik stellt den Maßstab für die Kinesiologische Analyse nach Blum dar. Der Koordinationskoeffizient beschreibt am Ende der Kinesiologischen Analyse nach Blum die Abweichung des individuellen, motorischen Musters des Patienten von der idealen Motorik. Der Untersuchungsplan besteht aus einem zweiseitigen Befundbogen. Die erste Seite dient zur Beurteilung von niederen, die zweite Seite von hohen

Ausgangsstellungen. Da beide Seiten auch unabhängig voneinander aussagekräftige Gültigkeit besitzen, wurde dieser wissenschaftlichen Untersuchung lediglich die erste Seite zugrundegelegt.

5.2.2 Untersuchungsmethode

Anhand einer Erhebung durch eine Testgruppe von 40 Untersuchern wird eine Falsifikation der Kinesiologischen Analyse nach Blum statistisch untersucht und ausgewertet. Die Untersuchung wurde von 40 Testpersonen durchgeführt, die sich wie folgt zusammensetzten:

▷ 19 Physiotherapeuten, die eine spezielle Fortbildung zu diesem Thema absolviert hatten
▷ 5 Physiotherapeuten ohne spezielle Weiterbildung
▷ 16 Physiotherapie-Schüler/innen im 6. Semester.

Die Untersuchung der Gruppe wurde an insgesamt 12 Terminen durchgeführt. Der Untersuchungsbogen wurde den Teilnehmern während einer Dauer von 20 Minuten standardisiert vorgestellt; anschließend füllten sie den Befundbogen nach den entsprechend vorgegebenen Bildern eines Patienten selbständig aus. Die Zeit, die den Testpersonen zum Ausfüllen des Untersuchungsbogens zur Verfügung stand, betrug 60 Minuten. Diese Dauer wurde von keiner Testpersonen überschritten, teilweise aber um bis zu 20 Minuten deutlich unterschritten. Fragen der Testpersonen wurden zugelassen und immer in gleicher Weise beantwortet.

5.2.3 Untersuchungsbogen

Der Untersuchungsbogen ist in Form eines Diagramms angelegt *(Tab. 5.1a, Tab. 5.1b)*.

<u>x-Achse</u>

Die x-Achse beschreibt die wichtigsten, erreichbaren Ausgangsstellungen des ersten Lebensjahres (Vojta 1984), und zwar gegebenenfalls in Bauchlage (BL) und in Rückenlage (RL); wenn asymmetrische Positionen vorgegeben sind, jeweils rechts (re) und links (li). Es wird dabei die Seite erwähnt, die die Funktion ausführt. Zum Beispiel bedeutet Halbkniestand rechts, dass das rechte Knie auf den Boden stützt. Die einzelnen Positionen sind in *Tabelle 5.2* aufgeführt.

Insgesamt entstehen so 12 motorische Funktionen/Positionen, die auf der ersten Seite des Untersuchungsbogens der Kinesiologischen Analyse nach Blum untersucht werden.

Kapitel 5 — Der Befund

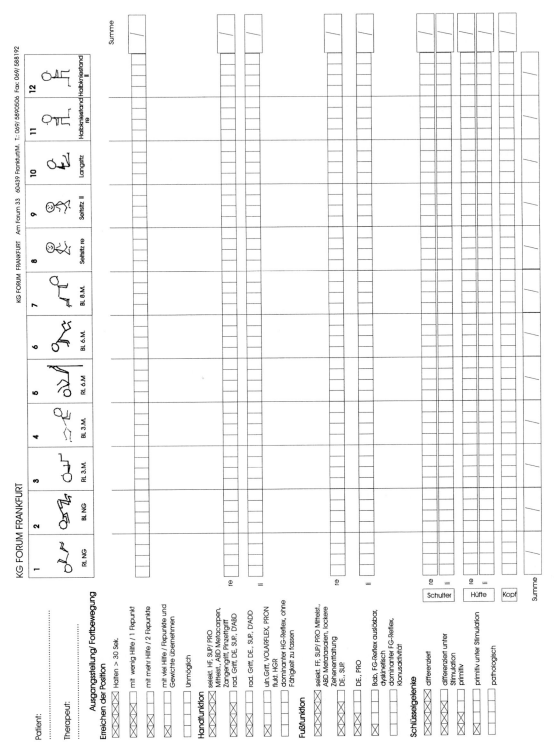

Tab. 5.1a Diagramm Kinesiologische Analyse nach Blum, Seite 1

5.2 Die Kinesiologische Analyse nach Blum

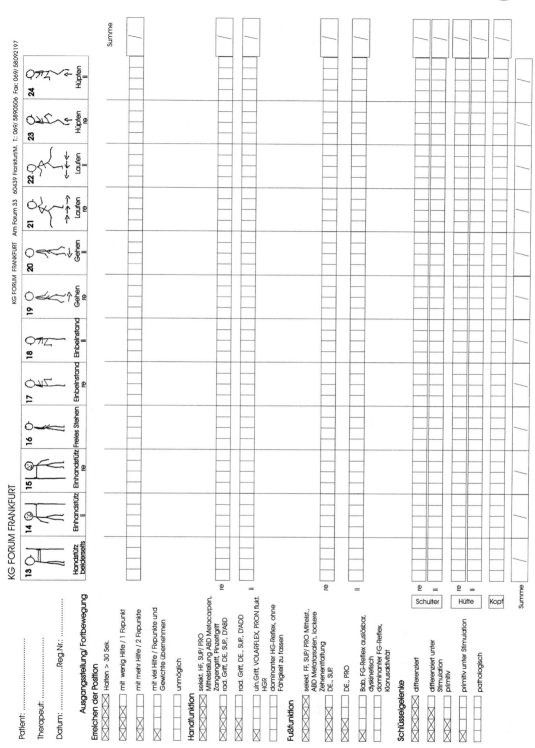

Tab. 5.1b Diagramm Kinesiologische Analyse nach Blum, Seite 2

Kapitel 5 Der Befund

Tab. 5.2 Die Positionen der motorischen Entwicklung auf der x-Achse der Kinesiologischen Analyse nach Blum

1. Tag:	Neugeborenen-Haltung	BL / RL
3. Monat:		BL / RL
6. Monat:		BL / RL
8. Monat:	Vierfüßlerstand	
9. Monat:	Seitsitz	re / li
10. Monat:	Langsitz	
12. Monat:	Halbkniestand	re / li

y-Achse

Auf der y-Achse werden die Kriterien zur Einstufung der Koordination aufgezeigt. Es werden sowohl die Quantität als auch die Qualität für die Bereiche Hände, Füße, Schultern, Hüften und Kopf beurteilt:

▷ Quantität, Erreichen der Position
  Die Einstufung der Quantität wird wie in Tabelle 5.3 dargestellt beurteilt.
▷ Qualität der Ausgangsstellungen
  Im Diagramm wird die qualitative Einstufung der Koordination für die in *Tabelle 5.4* dargestellten anatomischen Bereiche vorgenommen.

Um über das globale, motorische Muster eine qualitative Aussage treffen zu können, ist die Analyse der Hand- und Fußstellungen notwendig (Bold/Großmann

Tab. 5.3 Abstufungskriterien bezüglich Quantität menschlicher Koordination innerhalb der Kinesiologischen Analyse nach Blum

1. XXXX	Erreichen der Position, Halten > 30 Sekunden	
2. XXX0	Erreichen der Position mit wenig Hilfe / ein Fixpunkt	
3. XX00	Erreichen der Position mit mehr Hilfe / zwei Fixpunkte	
4. X000	Erreichen der Position mit viel Hilfe / Fixpunkte, Gewichte übernehmen	
5. 0000	unmöglich	

5.2 Die Kinesiologische Analyse nach Blum

Tab. 5.4 Darstellung der anatomischen Bereiche, die in der Kinesiologischen Analyse nach Blum beurteilt werden

Hand	re. / li.
Fuß	re. / li.
Schulter	re. / li.
Hüfte	re. / li.
Kopf	

Tab. 5.5 Abstufungskriterien der Qualitätsbeurteilung der Hand innerhalb der Kinesiologischen Analyse nach Blum

1. XXXX	Selektive Handfunktion SUP-/PRON-Mittelstellung Abduktion der Metakarpen, Pinzettengriff, Zangengriff
2. XXX0	radialer Griff, DE, SUP, D'ABD
3. XX00	radialer Griff, DE, SUP, D'ADD
4. X000	ulnarer Griff VOLARFLEX, PRON, fluktuierender Handgreifreflex
5. 0000	dominanter Handgreifreflex, ohne Fähigkeit, etwas zu fassen

1978). Die Beschreibung der Haltungsmuster von Händen und Füßen als Zielorgan motorischer Funktionen wird ebenfalls in einer Abstufung von fünf Parametern vorgenommen. Die Beschreibung der qualitativen Abstufung von Hand- und Fußfunktionen basiert auf der Beschreibung der motorischen Entwicklung des ersten Lebensjahres (Vojta et al. 1976, 1984, 1992, Flehmig et al. 1983).
▷ Hand rechts/links, Parameter 1–5, *(Tab. 5.5)*
▷ Fuß rechts/links, Parameter 1–5, *(Tab. 5.6)*.

Zur weiteren qualitativen Beurteilung verfügt der Untersucher über fünf Parameter des Haltungs- und Bewegungsmusters von Schultern, Hüften und Kopf:
▷ Schulter, Hüfte, Kopf, Parameter 1–5, *(Tab. 5.7)*.

Die Analyse des motorischen Musters innerhalb der einnehmbaren Ausgangsstellungen der kinesiologischen Entwicklungsschritte lässt sich in einem Diagramm darstellen. Mit Hilfe der Angaben aus dem Diagramm entsteht eine Dezimalzahl.

Tab. 5.6 Abstufungskriterien der Qualitätsbeurteilung des Fußes innerhalb der Kinesiologischen Analyse nach Blum

1. XXXX	selektive FF, SUP-/PRON-Mittelstellung, Abduktion der Metatarsalen, lockere Zehenentfaltung
2. XXX0	DE, SUP
3. XX00	DE, PRON
4. X000	Babinski, Fußgreifreflex auslösbar, dyskinetisch
5. 0000	dominanter Fußgreifreflex, Klonusaktivität

Tab. 5.7 Abstufungskriterien der Qualitätsbeurteilung von Schulter, Hüfte und Kopf innerhalb der Kinesiologischen Analyse nach Blum

1. XXXX	differenziert
2. XXX0	differenziert unter Stimulation
3. XX00	primitiv
4. X000	primitiv unter Stimulation
5. 0000	pathologisch

Aus ihr errechnet sich der Koordinationskoeffizient. Dieser ermöglicht es, die motorische Entwicklung des menschlichen Individuums im Hinblick auf die Koordination darzustellen. So bietet sich dem Untersucher die Möglichkeit, die motorische Funktion des Untersuchten in Zahlen auszudrücken und dadurch vergleichbar zu machen. Zur besseren Veranschaulichung können die einzelnen Bewertungen auch in Graphiken dargestellt werden.

5.2.4 Der Koordinationskoeffizient nach Blum

Zur Berechnung des Koordinationskoeffizienten nach Blum ist folgender Rechenweg zu vollziehen:
▷ Berechnung des Nenners

5.2 Die Kinesiologische Analyse nach Blum

Alle Positionen sind beurteilt worden, somit entsteht ein Nenner von 60	12 × 5 = 60
Zehn Positionen sind beurteilt worden, somit entsteht ein Nenner von 50	10 × 5 = 50
Fünf Positionen sind beurteilt worden, somit entsteht ein Nenner von 25	5 × 5 = 25

Abb. 5.1 Berechnung des Nenners.

Die 12 maximal zu erreichenden Positionen werden mit den fünf Qualitätsabstufungen, die maximal zu erreichen sind, multipliziert. Das Ergebnis bekommt die Funktion des Nenners. Aus dessen Bruch ist der Koordinationskoeffizient zu berechnen. Insgesamt ist für die 12 Positionen, die auf der x-Achse beschrieben sind, ein maximaler Wert von 60 zu erreichen *(Abb. 5.1)*.

Für jede fehlende Ausgangsstellung (z.B.: Bild lag nicht vor oder war nicht zu beurteilen) müssen jeweils fünf mögliche Parameter vom Idealwert abgezogen werden. In diesem Falle wird bei den entsprechenden Ausgangsstellungen das gesamte Feld in der Mitte von links nach rechts durchgestrichen und entsprechend nicht mitgewertet.

▷ Berechnung des Zählers

Für jede Position ergeben sich fünf Bewertungsmöglichkeiten; damit können entsprechend null, eins, zwei, drei oder maximal vier leere Felder addiert werden. Die Zahl aller offengebliebenen Felder wird – wie in den Tabellen 5.5 und 5.7 aufgezeigt – addiert und bildet den Zähler des Bruches zur Berechnung des Koordinationskoeffizienten nach Blum *(Abb. 5.2)*.

Maximal ist somit für den Zähler ein Wert von 48 zu erreichen.

▷ Berechnung des Koordinationskoeffizienten nach Blum

Der errechnete Zähler aus der erreichten Funktion wird nun durch den Nenner der erreichten Positionen dividiert *(Abb. 5.3)*. Aus diesem Bruch entsteht ein Koeffizient von mindestens 0 bis maximal 0,80.

Insgesamt ergibt sich daraus für die erste Seite der kinesiologischen Analyse von der Neugeborenen-Haltung bis zum Halbkniestand ein Koordinationskoeffizient nach Blum, der wie folgt beurteilt wird:

Erreicht der Patient durch die Division 0,00 (entspr. z.B. 0:60, 0:25, 0:5), so ist im Rahmen des Untersuchten die Koordination als Null-Abweichung vom Ideal anzusehen, und der Patient weist keinen Mangel in seiner Koordination auf.

Für	**eine** Positionen bedeutet dies,			
0000	wenn **alle** Felder leergeblieben sind:			1 × 4 = 4
X000	wenn **drei** Felder leergeblieben sind:			1 × 3 = 3
Für	**10** Positionen bedeutet dies,			
0000	wenn **alle** Felder leergeblieben sind:			10 × 4 = 40
X000	wenn **drei** Felder leergeblieben sind:			10 × 3 = 30
Für	**12** Positionen bedeutet dies,			
0000	wenn **alle** Felder leergeblieben sind:			12 × 4 = 48
X000	wenn **drei** Felder leergeblieben sind:			12 × 3 = 36

Abb. 5.2 Berechnung des Zählers.

0/5	1/5	2/5	3/5	4/5
0/25	1/25	2/25	3/25	u.s.w.
bis 17/25		18/25	19/25	20/25
0/60	1/60	2/60	3/60	u.s.w.
bis 45/60		46/60	47/60	48/60

Abb. 5.3 Berechnung der Untersuchung und der Ergebnismöglichkeiten bei der Beurteilung von einer, fünf und von allen Positionen.

Erreicht der Patient durch die Division 0,40 (entspr. z.B. 24:60, 10:25, 2:5) so ist im Rahmen des Untersuchten die Koordination als 0,40-Abweichung vom Ideal anzusehen, und es liegt eine mittlere Behinderung vor.

Erreicht der Patient durch die Division 0,80 (entspr. z.B. 48:60, 20:25, 4:5), so ist im Rahmen des Untersuchten die Koordination als 0,80-Abweichung vom Ideal anzusehen, und der Patient weist einen maximalen Mangel in seiner Koordination auf.

5.2.5 Vorgehensweise und Untersuchungsmaterial

Im Zeitraum von September 1997 bis April 1999 wurde an insgesamt 12 Untersuchungsterminen von 40 Therapeuten die erste Seite der Kinesiologischen Analyse nach Blum selbständig ausgefüllt. Allen 40 Therapeuten wurde die gleiche

5.2 Die Kinesiologische Analyse nach Blum

Bilderfolge eines Patienten vorgelegt. Es lagen von den 12 möglichen Positionen acht Bilder zu sieben Positionen eines Patienten vor, die im Diagramm beurteilt werden sollten. Die Analyse wurde in ca. 20 Minuten anhand einer Overheadprojektion vorgestellt und mündlich erklärt. Es wurden die Positionen der x-Achse erläutert und die Quantitäts- und Qualitätsabstufungen der y-Achse erklärt. Die Markierung der Felder erfolgte entsprechend der Vorgabe auf dem Diagramm. Die leeren Felder wurden mit Kreuzen entsprechend der Abstufung markiert. Danach wurde darauf hingewiesen, dass die Felder, die nicht beurteilt werden konnten, von links nach rechts durchgestrichen werden müssen. Zum Ausfüllen benötigten die Therapeuten eine Zeitspanne von mindestens 40 Minuten bis maximal 60 Minuten. Die Untersucher durften Fragen stellen, die standardisiert

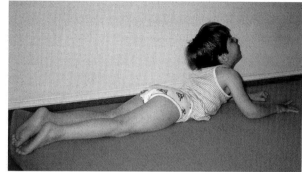

Abb. 5.4
Bauchlage 1

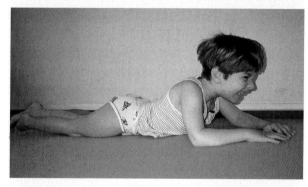

Abb. 5.5
Bauchlage 2

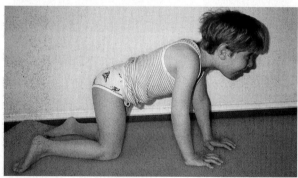

Abb. 5.6
Vierfüßlerstand

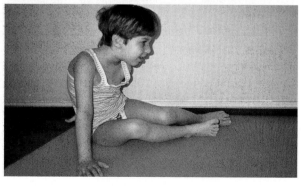

Abb. 5.7
Seitsitz rechts

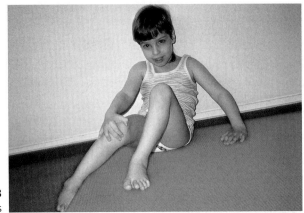

Abb. 5.8 Seitsitz links

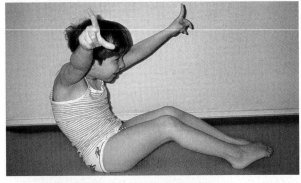

Abb. 5.9 Langsitz

beantwortet wurden. Die Parameter der y-Achse wurden erneut von unten nach oben, d.h. von der Pathologie kommend zum Ideal hin, entsprechend zum Bild erfragt. Dies diente der Fallentscheidung des einzelnen Therapeuten. Als Untersuchungsmaterial wurden den Therapeuten die *Abbildungen 5.4 bis 5.11* vorgelegt.

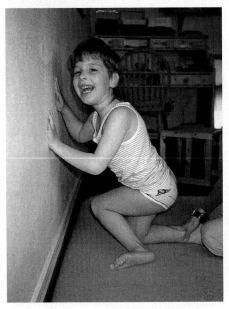

Abb. 5.10 Halbkniestand rechts

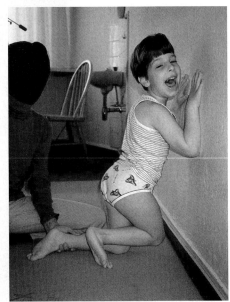

Abb. 5.11 Halbkniestand links

5.2.6 Ergebnisse der Untersuchung

Abbildung 5.12 zeigt die Rohdaten aus der Untersuchung von 40 Testtherapeuten, d.h. die von 40 Untersuchern ermittelten Koordinationskoeffizienten nach Blum in der Übersicht.
Die Summe aller Ergebnisse beträgt 20,18 : 40 = 0,50.
Der Koordinationskoeffizient nach Blum beträgt im Durchschnitt nach 40 Untersuchern 0,5.
Das Gesamtergebnis der 40 Untersucher stellt sich in einer Graphik wie folgt dar: Die x-Achse zeigt die Untersucher von 1 bis 40, die y-Achse die Skalierung des Koordinationskoeffizienten nach Blum *(Abb. 5.13)*.

Therapeut	KKE	Therapeut	KKE	Therapeut	KKE	Therapeut	KKE
01)	0,49	11)	0,51	21)	0,45	31)	0,44
02)	0,52	12)	0,52	22)	0,53	32)	0,48
03)	0,52	13)	0,54	23)	0,56	33)	0,43
04)	0,56	14)	0,52	24)	0,56	34)	0,50
05)	0,53	15)	0,52	25)	0,49	35)	0,50
06)	0,49	16)	0,55	26)	0,46	36)	0,55
07)	0,49	17)	0,54	27)	0,49	37)	0,53
08)	0,46	18)	0,51	28)	0,50	38)	0,46
09)	0,50	19)	0,52	29)	0,53	39)	0,52
10)	0,52	20)	0,46	30)	0,44	40)	0,49

Abb. 5.12 Ergebnisse nach der Untersuchung von 40 Therapeuten.

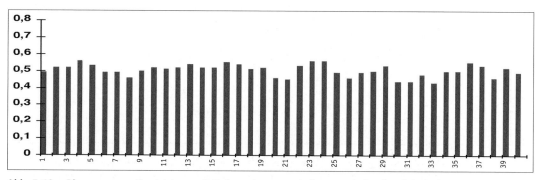

Abb. 5.13 Diagramm zum Vergleich von 40 Untersuchungsergebnissen nach der Kinesiologischen Analyse nach Blum.

Kapitel 5 Der Befund

Die Verteilung der Koordinationskoeffizienten nach Blum von 40 Untersuchern zeigt *Abbildung 5.14*. Zur Berechnung der Standardabweichung wurde die dargestellte Formel zugrundegelegt *(Abb. 5.15)*. Da man von einer Normalverteilung ausgehen kann, berechnet sich der Z-Wert wie in *Abbildung 5.16* dargestellt. Die statistische Auswertung in der Übersicht wird in *Tabelle 5.9* dargestellt.

Aus dem Prüfverfahren ergibt sich ein Betrag von z = −0,89. Aus dem Ergebnis der Berechnung zeigt sich, dass der Untersuchungsbogen mit einer Irrtumswahrscheinlichkeit von 0,5 signifikant ist.

Tab. 5.9 Streubreite, Medianwert, Mittelwert, Standardabweichung und Irrtumswahrscheinlichkeit aus dem Vergleich von 40 Untersuchungsergebnissen nach der Kinesiologischen Analyse nach Blum

	Ergebnis	Extremwerte
Anzahl Untersucher	40	
Streubreite, KKB	0,43–0,56	0,00–0,80
Mittelwert, KKB	0,50	
Medianwert, KKB	0,51	
Standardabweichung	0,079	
Z-Wert	−0,89	

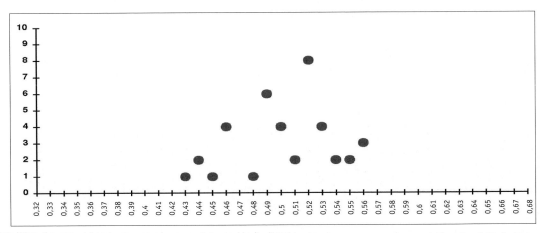

Abb. 5.14 Diagramm zur Verteilung von 40 Untersuchungsergebnissen nach der Kinesiologischen Analyse nach Blum.

$$s = \sqrt{\frac{\sum_{i=1}^{n} x_i^2 - \frac{\left(\sum_{i=1}^{n} x_i\right)^2}{n}}{n-1}}$$

Abb. 5.15
Berechnung der Standardabweichung.

$$Z = \frac{X - \overline{X}}{S}$$

Abb. 5.16
Formel zur Berechnung des Z-Wertes nach Zöfel.

5.2.7 Diskussion und Schlussfolgerungen

Der Koordinationskoeffizient nach Blum zeigt bei den 40 Untersuchern eine Streubreite von 0,43 bis 0,56. Insgesamt wird deutlich, dass es einer Gruppe von Physiotherapeuten und Schülern der Physiotherapie im 6. Semester möglich ist, anhand des vorgestellten Untersuchungsbogens einen Koordinationskoeffizienten nach Blum zu bestimmen und dabei zu annähernd gleichen Ergebnissen zu kommen. Die statistische Auswertung zeigt, dass die Streubreite, die Standardabweichung und die Irrtumswahrscheinlichkeit eine Signifikanz aufweisen, die wissenschaftlich belegt, dass dieser Untersuchungsbogen standardisiert eingesetzt werden kann. In differenzierteren Studien muss überprüft werden, inwieweit die Ergebnisse innerhalb der Prüfungsgruppe voneinander abweichen; ob z.B. eine entsprechende Vorbildung hinsichtlich der Kinesiologischen Analyse nach Blum wesentlich für die Vergleichbarkeit der Ergebnisse ist, oder ob ein Physiotherapeut ohne spezielle Weiterbildung zu signifikant gleichen Ergebnissen kommt.
Da die Befundung anhand von Fotografien erhoben wurde, konnten allen Untersuchern die gleichen Voraussetzungen geboten werden. Das Erkennen von tonischen Mustern, ohne den Patienten in Bewegung zu sehen und ohne ihn anfassen zu können, lässt darauf schließen, dass unter praxisrelevanten Untersuchungsvoraussetzungen eine höhere Ergebnissignifikanz erzielt werden kann.

Die Untersuchung zeigte deutlich, dass es durchaus zu Abweichungen in der Einschätzung des einzelnen Untersuchers kommen kann. Die Menge der abgegebenen Daten ist jedoch zur Erstellung eines Koordinationskoeffizienten nach Blum geeignet. Der Befundbogen der Kinesiologischen Analyse nach Blum eignet sich mit einer Signifikanz von 0,5 als adäquate Beurteilungsmethode für die Koordination eines Menschen. Die Hypothese, dass die Koordinationsbestimmung des Menschen durch diese Methode möglich ist, kann als richtig angesehen werden.

Kapitel 5   Der Befund

Nach der vorliegenden Arbeit zeigen die Untersuchungsergebnisse eine statistisch signifikante Vergleichbarkeit. Es kann nun in weiteren Fallstudien untersucht werden, wie sich der Koordinationskoeffizient im Laufe der Zeit – mit oder ohne Therapie bzw. hinsichtlich verschiedener Therapieformen – ändert (siehe auch Kap. 11). Nach dieser Untersuchung stellen der Koordinationskoeffizient nach Blum und die zugrunde gelegte Untersuchungsmethode eine aussagekräftige und bei verschiedenen Untersuchern vergleichbare Methode zur Beurteilung der Koordination des einzelnen Individuums dar und sind damit zur routinemäßigen, standardisierten Untersuchung geeignet.

6 Die Vorgehensweise nach Blum

Die Vorgehensweise bei der Behandlung ist im idealen Fall immer die gleiche, bei vorliegender Pathologie jedoch verändert sie sich genau so, wie es ihr die Abweichung von der Norm vorgibt. Aus diesem Grunde ist die genaue Analyse der Reaktionen des Patienten für den weiteren Behandlungsweg entscheidend. Die Vorgehensweise richtet sich nach der motorischen Entwicklung.

Kranio-kaudale Entwicklung bei kaudo-kranieller Differenzierung
Zur Therapie und zur Anwendung der Idealmotorik innerhalb des Bahnungssystems musste die motorische Entwicklung des menschlichen Individuums genau analysiert werden. Für die verschieden Ausgangsstellungen ergibt sich daher eine Gesetzmäßigkeit, nach der die Differenzierung naturgemäß erfolgt. Die kinesiologische Entwicklung verläuft von kranial nach kaudal, als Beispiel wird hier nur der Abbau der Greifreflexe genannt:
▷ 6. Monat Handgreifreflex mit der Funktion des Handstützes
▷ 12. Monat Fußgreifreflex mit dem Erreichen des Standes.
Die Differenzierung verläuft von kaudal nach kranial über den Stütz, der sich an den Extremitäten aufbaut, um den Rumpf gegen die Schwere aufrichten zu können.
Das Nachvollziehen der motorischen Entwicklung, auch der Phasen primitiver Erstbewegungen, ermöglicht das Freisetzen gespeicherter Bewegungsimpulse und dadurch das Lösen unphysiologischer Fixpunkte. Damit ist eine gute Vorbereitung für die Differenzierungsphase gewährleistet (siehe Kap. 7).
Das therapeutische Vorgehen kann in drei Schritten beschrieben werden:
▷ Die Lösungsphase – entsprechend der kranio-kaudalen Entwicklung bezeichne ich die erste Stufe als Freisetzen gespeicherter Bewegungsimpulse.

▷ Die Differenzierungsphase – Aus der kaudo-kraniellen Differenzierung ergibt sich die Bezeichnung für die zweite Stufe: Differenzierungsphase.
▷ Die Aktivationsphase – wegen der Integration der Stell-, Stütz- und Gleichgewichtsreaktionen nenne ich die dritte Stufe: Provokation der Integration von Stell-, Stütz- und Gleichgewichtsreaktionen.

Den zeitlich größten Rahmen nimmt die Differenzierungsphase ein.

6.1 Freisetzen gespeicherter Bewegungsimpulse

Diese Behandlungsform entstammt entsprechend der motorischen Entwicklung des Menschen der Phase der Holokinese – den ersten sechs Wochen. In dieser Phase werden durch die Nackenreflexe und die weiteren Eigenreflexe Bewegungen provoziert, die von den Gelenken einen großen Bewegungsradius fordern. Sie dienen der Erfahrung, der Wahrnehmung und der Freisetzung von Bewegungen im Haltungs- und Bewegungsapparat. Beim Säugling nennt man diese Bewegungen auch Massensynergien, die vom Säugling noch nicht unterbrochen werden können. Mit zunehmender Differenzierungsfähigkeit des Gewebes lernt der Säugling, diese Massensynergien zunächst teilweise, später ganz zu kontrollieren und selektive Bewegungen an ihrer Stelle auszuführen. Diese Phase ist für den Säugling eine schwere Zeit, weil die Bewegungen des Körpers noch nicht durch seinen Willen, sondern durch seinen Körper selbst initiiert und beendet werden.

An dieser Stelle fiel mir bei der Behandlung von Säuglingen mit Schiefhalsproblematik häufig folgendes Phänomen auf: Säuglinge, die sich wegen einer Schieflage intrauterin schon längere Zeit nicht drehen konnten, haben während dieser Zeit versucht, sich aus dieser Lage zu befreien. Diese andauernde Erfahrung und das Nichtloskommen verursachen auch nach der Geburt einen Drang, dieser Drehung nachzugeben. Da die Kinder jedoch motorisch noch nicht in der Lage sind, sich gegen die Schwerkraft aufzurichten, ist ihnen eine Drehung nicht möglich. Ein häufiges Anzeichen dafür ist ein ständiges Umfallen zur gleichen Seite. Wenn nun ein fixierender, die Schwerkraft aufhebender, gleichzeitig aber lösender Druck-Stauchimpuls am Kopf mit beiden Händen flächig gehalten wird, kann dieser Bewegungsdrang ausgelöst, mitverfolgt und abgesichert werden. Der Säugling kann der Drehung nachgeben, und der Bewegungsdrang zu dieser Seite geht zurück.

Aufgrund der Erfahrung, dass durch das Freisetzen dieser gespeicherten Bewegungsimpulse eine motorische Ruhe eintritt, habe ich besonders bei Patienten mit akuten Beschwerden (z.B. sehr schmerzhaften Gelenken) mit psychischer Beteiligung oder bei frischen Traumen (z.B. Zustand nach Stürzen, Zerrungen oder Überdehnungen) diesen Impuls angewendet und eine deutliche Tonusminderung erreicht. Bei akuten Beschwerden und frischen Traumen kann oft die Unfallbewegung, bzw. die Schutzbewegung des Körpers, nachempfunden werden. Bei einem frischen Trauma in eine falsche Richtung zu bewegen, würde sich fatal auswirken. Ein angebrochener Knochen könnte z.B. sogar ganz nachgeben. In diesem Falle ist es ratsam, die Position einer Extremität nicht passiv zu verändern. Der Bewegungsimpuls wird zwar angesteuert, aber nicht durchgeführt. Dadurch entsteht eine hohe Spannung, die nicht durch ein passives Zurückbewegen, sondern durch eine assistive Form des verwahrenden Druck-Stauchimpulses begleitet werden kann. Das ZNS findet so wieder den Weg zu einer mittleren Position.

In der Praxis kann dieser Druck-Stauchimpuls an den Extremitäten, einseitig, beidseitig oder am Kopf angewendet werden. Durch einen deutlichen Druck-Stauchimpuls an den Handwurzeln oder den Sprunggelenken beginnt das ZNS, auf den Reiz zu reagieren. Dem Bewegungsimpuls, der nun von der Extremität kommend wahrgenommen wird, muss unter Berücksichtigung der möglichen Gelenkbewegungen nachgegangen werden. Wenn die ganze Extremität beginnt, sich zu bewegen, muss ein Lösungsweg für die Zwischengelenke (Knie oder Ellenbogen) freigemacht werden. Das Ziel der Bewegung darf jedoch nie beeinflusst werden, es wird ansonsten verfälscht. Nicht selten ist zu beobachten, dass noch nach vielen Jahren ein Trauma bzw. eine Schutzbewegung im Haltungsmuster eines Menschen zu erkennen ist und nachträglich durch das Freisetzen dieses gespeicherten Bewegungsimpulses herausgelöst werden kann. Diese Fehlspannung innerhalb des Haltungsapparates ist resistent gegenüber vielen Behandlungsarten. Die Beschwerden dieser Patienten werden nicht selten dem Bereich der Psychosomatik zugeordnet. Der Unfallablauf hat das ZNS so stark belastet, dass es nicht wagt, die spezielle Fehlspannung aufzugeben. Durch das Freisetzen des gespeicherten Bewegungsimpulses unter kontrollierter Führung des Druck-Stauchimpulses (DSI) kann sich das ZNS mit dem Lösungsweg vertraut machen und letztendlich die Fehlspannung auf ein Mindestmaß reduzieren. Der Unfallhergang selbst ist dem Patienten oft nicht mehr in Erinnerung, das Gewebe jedoch kann Fehlspannungen unter Umständen ein ganzes Leben mit sich tragen.

Die Bewegungen, die bei diesen Impulsen entstehen, sind oft nur ganz leicht oder auch nur sehr schwach zu spüren, manchmal jedoch finden auch sehr großamplitudige Bewegungen statt. Die vom Patienten gezeigten Bewegungen stammen teilweise sogar aus der Embryonalzeit oder aus dem ersten Lebensjahr.

Ist der Bewegungsdrang freigesetzt, kann mit der Stufe 2, der Differenzierung, begonnen werden. Patienten mit gespeicherten Bewegungsimpulsen haben bei der

Differenzierung, bevor die Bewegungsimpulse freigesetzt wurden, nur sehr schwach bis gar nicht reagiert. Der Behandlungserfolg hielt nur kurz an, und an eine dauerhafte Korrektur war nicht zu denken. Nach der Freisetzung der Bewegungsimpulse konnte die Differenzierung schneller und sicherer abgerufen werden, und der Erfolg auch der Differenzierungsbehandlung stellte sich ein. Diese Technik setzt voraus, dass der Therapeut in der Lage ist, die Züge der Faszienspannungen nachzuspüren und auf ihren Bewegungsimpuls zu reagieren. Die eigene Körperspannung ist hier von Wichtigkeit, weil auch die Spannung des Therapeuten einen Widerstand für das Gewebe des Patienten darstellen kann. Die Hände des Therapeuten dürfen trotz deutlicher Druck-Stauchimpulse keine Fixation darstellen.

6.2 Die Differenzierungsphase

Die größte Klarheit entsteht in der Phase der Differenzierung. Die Differenzierungsphase innerhalb der kinesiologischen Entwicklung ist die bedeutsamste Phase in der Entwicklung von Koordination, der Baustein dieser Bewegungsfähigkeit. Sie umschreibt die gesamte motorische Entwicklung eines Individuums und ist ein Leben lang veränderbar. Ein Mangel in der Differenzierungsentwicklung kann auch im späteren Leben noch befundet und meist erfolgreich behandelt werden. Die Differenzierung wird überall da provoziert, wo ein äußeres Punctum fixum auf das Individuum einwirkt. Am deutlichsten erkennbar ist sie nach der Geburt und während der Entwicklung im ersten Lebensjahr, in dem bekanntlich die große Lernfähigkeit und Reifung des menschlichen ZNS stattfindet. Mit der Geburt tritt unmissverständlich die Schwerkraft in das Leben des Kindes. Der Schwerkrafteinfluss prägt das Haltungs- und Bewegungsmuster des Menschen.

Primitive und differenzierte Muskelfunktionen
Nennen wir die Wirkrichtung eines Muskels vom Ansatz zum Ursprung primitive Muskelfunktion, so ist diese Funktion als erste dominant erkennbar an allen Bewegungen, die ein Neugeborenes ausführt. Das Beugen und Strecken der Extremitäten und der Wirbelsäule geschieht nach zunächst asymmetrischen Bewegungsmustern, die keine Aufrichtung und keine Fortbewegung ermöglichen. Durch die Schwerkraft wird dem Säugling nun je nach Position ein äußeres Punctum fixum geboten, indem es auf die Unterlage gepresst wird. An den Berührungspunkten entsteht Reibung und – gemeinsam mit dem Impuls, den Kopf zu heben (in Bauchlage) oder zu drehen (in Rückenlage) – beginnt der Reiz auf das

ZNS, die Muskelfunktion zu vertauschen, den Ursprung zu lösen, und über den Fixpunkt am Ansatz zu differenzieren. Je nach Entfaltung der oberen Extremität wird die – von Vojta zunächst als Auflagefläche bezeichnete – Stützfläche von der Handwurzel zum Unterarm wandern und dort über drei Punkte – Innen- und Außenseite der Handwurzel und den Ellenbogen – zum Drei-Punktstütz bzw. symmetrischen Unterarmstütz entwickelt. Dabei wird der Unterarm zum Punctum fixum, und die rumpfwärts gelegenen Muskelanteile können den Rumpf und den Kopf in umgekehrter – differenzierter – Muskelfunktion aufrichten oder als Punctum mobile bewegen. Diese Differenzierungsfähigkeit besteht für alle Muskelanteile und ist bislang unabhängig von Alter oder Pathologie in fast allen Fällen zu provozieren. Viele Funktionen können sowohl primitiv als auch differenziert ausgeführt werden. Das ZNS speichert den schnellsten Weg, auf dem ein Ziel erreicht wurde (sog. GÖK-Prinzip, d.h. Gleichgewicht, Ökonomie, Komfort).

Auf die Qualität und eine ideale Ausreifung der Motorik wird dann verzichtet, wenn das Ziel, eine durch die Motivation ausgeführte Bewegung, erreicht wurde. Ein Ausreifungsmangel führt später zu Problemen des Haltungs- und Bewegungsapparates in Form verschiedenster Syndrome oder sogar zu Umstrukturierungen des Knochenbaues, die später zu Arthrosen mit bekannten Spätfolgen führen können. Der Therapieansatz der zweiten Stufe liegt also in der Bewertung und Provokation differenzierter Muskelfunktionen, die in gleicher Reihenfolge und innerhalb der imitierten Ausgangsstellungen des ersten Lebensjahres, in denen das ZNS bereits diese Funktion als Reiz nutzte, abgerufen werden und zur weiteren Entfaltung des ZNS unter der Ausnutzung der – bereits von Karel Bobath beschriebenen – Plastizität genutzt werden können. Das Hauptziel der Therapieerweiterung und Reizsetzung nach Blum ist es, durch fixierende und lösende Druck-Stauchimpulse diese Differenzierung für jeden einzelnen Muskel zu provozieren. Begonnen wird jeweils am Ende einer Extremität, dann wird – unter Berücksichtigung der Aspekte Brunkowscher Einstellungen – von distal nach proximal gearbeitet. Durch die Umkehrung der Muskelaktivität wird auch der Bewegungsimpuls des jeweiligen Gelenks vertauscht und so der proximale Gelenkanteil über den distalen bewegt (siehe auch Abb. 1.3 und 1.4). Die fixierenden Druck-Stauchimpulse sind immer distal von den Impulsen zu setzen, die lösend wirken.

6.3 Provokation und Integration von Stell-, Gleichgewichts- und Stützreaktionen

Nachdem alle „alten" Bewegungen freigesetzt wurden und der Muskulatur die Differenzierung leichter fällt, werden fast automatisch die neuen Koordinationsschablonen in den Alltag integriert. Trotzdem sollte eine Überprüfung stattfinden. Zunächst ist es wichtig, die Integration der Koordinationsschablonen zu erkennen. In den tiefen Positionen wurden durch die Differenzierungsphase der Stütz und die dazugehörigen Stellreaktionen gebahnt.

Die Überprüfung in der Aufrichtung ist schwierig, da der freie Fall nur schlecht zu provozieren ist und das Unfallrisiko der Praxis unnötig erhöht würde. Für diesen speziellen Fall habe ich Erfahrungen aus der Hippotherapie genutzt und einen Sattel auf eine Stange gelegt. Es ist ratsam, den Sattel nur so hoch zu hängen, dass der Patient gut auf beiden Füßen stehen kann. Zu Beginn lasse ich den Patienten die Füße vom Boden lösen und warte auf die Reaktion des Rumpfes bei deutlich fixierenden Druck-Stauchimpulsen an den Händen, die mitunter das ganze Gewicht des Körpers halten müssen. Der Patient muss sich nun zur Mitte hin ausgleichen, da sonst der Sattel um seine Längsachse gedreht würde. Kann der Patient beide Füße gleichzeitig heben, so reduziere ich den Druck-Stauchimpuls auf ein Minimum, bis der Patient sich selbst ausbalancieren kann. Ist das der Fall, wird erneut die Differenzierung über jede einzelne Extremität neu initiiert. Der Patient muss in der Lage sein, sich zum rechten und linken Fuß sowie zur rechten und linken Hand und zum Kopf zu differenzieren. Außer den Händen des Therapeuten gibt es keinen Fixpunkt zu dem die Muskulatur hin differenzieren könnte. Der anfängliche Versuch, mithilfe der Sitzbeinhöcker am Sattel einen Halt zu finden, endet sehr schnell mit der Erfahrung, dass der Sattel nach vorne und hinten kippen, sich um die eigene Achse und auch nach rechts und links drehen kann. Das Becken hat zwar Berührung durch die mobile Auflage, jedoch keinen Halt. Die einzelnen Wirbelsäulensegmente müssen sich jetzt in einer Gleichgewichtsreaktion einstellen, die von einer Extremität aus provoziert wurde.

Im nächsten Schritt sollte der Patient in der Lage sein, sich von jeder einzelnen Extremität aus, aus der maximalen Gleichgewichtsreaktion heraus wieder in die Mitte aufzurichten. Anfangs wird diese Übung als extrem anstrengend bezeichnet, am Ende zeigt sich aber deutlich, wie diese Bewegung eine Ökonomisierung der Haltung und Bewegung durch die hohe Differenzierungsfähigkeit der Gewebe erfahren hat. Am Ende sollte der Patient in der Lage sein, völlig frei auf dem Sattel ausbalanciert zu sitzen und lediglich durch feinste Stellreaktionen in den Wirbelsäulensegmenten die Aufrichtung zu sichern.

6.3 Provokation und Integration von Stell-, Gleichgewichts-/Stützreaktionen

Wenn das ZNS eine Bewegung als ökonomisch gespeichert hat, beginnt es sofort, diese Bewegung in seine Muster zu integrieren. Die Osteopathen sagen hierzu, dass der Körper dem GÖK-Prinzip (Gleichgewicht, Ökonomie und Komfort) unterliegt. Dieses Prinzip konnte ich oft beobachten, und es ist mir besonders bei der Behandlung schwerer Spastiker beeindruckend aufgefallen. Lernt der Körper eine Bewegung mit Hilfe seiner Differenzierung, so baut sich die Spastizität zwar langsam aber deutlich wahrnehmbar ab. An den Bildern der Kinesiologischen Analyse lässt sich diese Feststellung deutlich ablesen. Die folgende Behandlungsbeschreibung soll dies näher erläutern:

Die 18jährige Anna kam mit einer Tetraparese und rheumatischen Veränderungen an den Handgelenken in meine Behandlung. Die linke Schulter war einige Jahre zuvor frakturiert. Am linken Ellenbogen befanden sich neue Vernarbungen, die durch den Gipsrand entstanden. Die linke Hüfte war luxiert, die rechte Hüfte durch eine Abduktionskontraktur fixiert. Es wurden einige Sehnenverlängerungen vorgenommen und die Adduktoren chirurgisch zur außenrotatorischen Funktion umgestellt. Für die Motorik dieser Patientin bedeutete dies, dass beispielsweise eine Kopfdrehung eine Bewegung des gesamten Körpers zur Folge hatte. All diese Symptome erinnern uns an die asymmetrisch- und symmetrisch-tonischen Nackenreflexe bzw. an die Nackenreflexe während der Holokinese. Von ihrer Funktionsentwicklung her ist diese Patientin also noch vor der sechsten Woche einzustufen. Das Feststellen des Status Quo des Patienten bestimmt den Ansatz der Therapie. Bei Anna galt es, die Entwicklung der ersten 12 Monate des Lebens nachzuholen. Dies bedeutet, von Anbeginn die Entwicklung über die Kopfeinstellung zu wiederholen.

7 Die Reizsetzung nach Blum

Roswitha Brunkow nutzte für ihre Arbeit verschiedene manuelle Hilfen. Als oberflächliche Hautreize verwendete sie die schnellen und langsamen Hautstreichungen, die oberflächlichen und tiefen Hautstreichungen, die gegengleichen Hautstreichungen und die Ausstreichungen. Die tiefen Hautstreichungen erinnern stark an die Reizsetzung innerhalb der Bindegewebsmassage (BGM), die Ausstreichungen von Händen und Füßen erinnern an die Ausstreichungen der Längs- und Quergewölbe aus der klassischen Massage. Zur tiefen Reizsetzung benutzte sie die Druck-Stauchimpulse, die von einer Seite an der Extremität oder am Rumpf gesetzt wurden (Abbildungen dazu in Stemmführung nach R. Brunkow, 5. Auflage, Enke 1989). Dieser Druck-Stauchimpuls erinnert stark an den Placing-Impuls von Berta Bobath. Reize im Sinne von Widerständen hat sie nicht eingesetzt.

Die Reizsetzung nach Blum besteht aus der Anwendung der Druck-Stauchimpulse und der Autostimulation. Insgesamt aber ist sie im Zusammenhang zu sehen mit der Anwendung der idealmotorischen Entwicklung in idealmotorischen Mustern zur Ausnützung der angeborenen Reize im Sinne der natürlichen Aufrichtung. Der wichtigste Unterschied zu der bestehenden Reizsetzung nach Brunkow liegt in der Erkenntnis, dass der vom Therapeuten gesetzte Impuls nicht auf dem Gewebe bewegt wird, sondern, dass sich im Sinne der Gewebedifferenzierung, also des Vertauschens von Punctum fixum und Punctum mobile, das Gewebe unter den Händen des Therapeuten bewegt.

7.1 Der Druck-Stauchimpuls

Je nach Gewebe verändert sich der Druck-Stauchimpuls (im Folgenden DSI). Auf der Muskulatur ist er flächig am effektivsten, auf Gelenkanteilen mitunter sehr spitz und punktförmig, auf Gefäßen punktförmig bis umgreifend aber mit wenig Druck, im Sehnenbereich schmal. Als kombinierter Impuls, z.B. mit beiden Händen am Knie bzw. den Unterschenkelkondylen, medial an der Tibia und lateral am Fibulaköpfchen, wird ein diagonaler DSI von medioventral nach laterodorsal und umgekehrt eingesetzt, um einen flächig, zirkulär wirkenden Impuls zu erzielen. Besser lässt sich der DSI zunächst an einer Graphik erklären. Der DSI wird durch einen Druck (Fixpunkt) auf der einen Seite und einen Gegendruck auf der gegenüberliegenden Seite als sogenannte Stauchung widerlagert *(Abb. 7.1)*. Zum Impuls wird dieser Griff durch die zeitliche Summation, d.h. wie lange er an einer Stelle gehalten wird. Zum Üben ist es am leichtesten, wenn der Impuls so gewählt wird, dass er vertikal oder horizontal zur realen Schwerkraftlinie gehalten wird, die durch die jeweilige Ausgangsstellung definiert wird (s. auch Abb. 7.3).

Es gibt fünf im Charakter verschiedene DSI:
a) den fixierenden DSI
b) den lösenden DSI
c) den verwahrenden DSI
d) den mobilen DSI und
e) den provozierenden DSI.

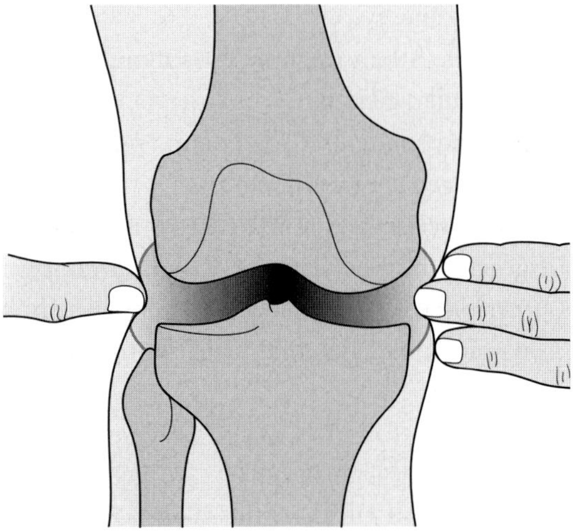

Als Erklärung dieser Impulse stelle ich vier Arbeitshypothesen zum DSI vor. Der Ort der Reaktion ist nicht immer auf das Zielgebiet begrenzt und kann somit weit in den Körper getragen werden.

▷ Erste Hypothese

Abb. 7.1 Schematische Darstellung der Wirkungsweise des Druck-Stauchimpulses bei Einstellung in der Gelenkachse.

Der DSI als gehaltener Impuls lässt die Schwingung des Drucks an der Gegenseite abprallen, und durch die Stauchung schaukelt sich die anfänglich leichte Schwingung zu einer starken Schwingung auf. Kompression erhöht die Zellbewegung. Dadurch wird eine Bewegung der Flüssigkeiten in der Mitte des Impulses im Verhältnis zur Körper-Raum-Achse ausgelöst, die in Richtung physiologische Mitte arbeitet (siehe Abb. 7.1, DSI am Knie).

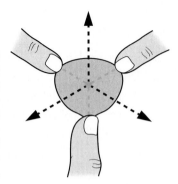

Abb. 7.2
Schematische Darstellung der Wirkungsweise des Druck-Stauchimpulses bei zirkulärer Einstellung.

▷ Zweite Hypothese:
Durch den DSI entsteht eine Art Achse oder Ebene, die im ZNS durch die erhöhten Drucke eine Korrektur der Efferenzkopie und demzufolge eine motorische Umgestaltung provozieren. Die Achsen oder Ebenen können auch in Dreiecksform wirken *(Abb. 7.2)*.

▷ Dritte Hypothese
Das ZNS erfährt durch den DSI die Aufhebung der Schwerkraftlinien. Daraus resultiert der Impuls eines deutlichen Haltes. In einer derartigen Position wird Sicherheit gewährt und die Haltungsspannung des jeweiligen Gebietes auf ein Minimum reduziert. Die jetzt wahrnehmbare Faszienspannung führt auf den Weg der Korrektur. Dies fühlt sich für den Therapeuten so an, als könnte sich der Knochen innerhalb des Gewebes drehen *(Abb. 7.3)*.

▷ Vierte Hypothese
Der fixierende DSI am Ansatz und der lösende DSI am Ursprung innerhalb des Verlaufs eines Muskels oder einer Muskelkette führen zur Differenzierung des Muskels (siehe Kap. 7.2).

Auf diesen Arbeitshypothesen aufbauend lassen sich alle folgenden Ansätze der Grifftechnik ableiten.

a) Der fixierende DSI wird dann angewendet, wenn ein deutliches Optimum an Mitte gehalten werden muss.

b) Der lösende DSI wird insbesondere dann eingesetzt, wenn die am Ursprung gelegenen Muskelanteile stark kontrakt wirken. Der lösende DSI muss völlig wertungsfrei zur gesetzten Bewegung sein. Er darf keine Richtung suggerieren, damit eine Hebel- oder Scherkrafteinwirkung vermieden wird.

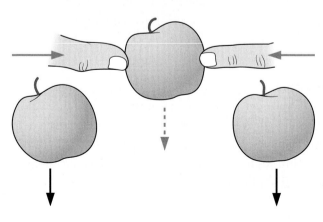

Abb. 7.3
Schematische Darstellung der Wirkungsweise des Druck-Stauchimpulses bei der Einstellung in die Schwerkraftlinie.

Die Umstellung muss nicht zwangsläufig sofort in Richtung der Differenzierung erfolgen, häufig entsteht sogar eine Bewegung bis zu einem neuen Limit. Erst von dort aus wird die Umstellung in Richtung Differenzierung begonnen. Wird auf diesen kurzen Moment keine Rücksicht genommen, ist der Umfang der Umstellung am Ende der Bewegung geringer.

c) Der verwahrende DSI dient zur Weiterleitung der Korrekturbewegung über mehrere Gelenke hinweg. So wird er beispielsweise am Knie gesetzt, wenn der fixierende Impuls am Fuß gesetzt wurde, die Zielbewegung aber in der Hüfte stattfinden soll.

d) Der mobile DSI wird dann gesetzt, wenn eine Extremität wandert und der DSI nicht aufgegeben werden soll. Der DSI wandert mit der Extremität oder dem jeweiligen Knochen oder Gelenkanteil mit, ohne selbst eine Bewegung suggerieren zu wollen.

e) Der provozierende DSI ist so verschieden wie die Gewebe, mit denen gearbeitet werden soll. An der Haut wirkt er ähnlich wie das Ziehen bei der Bindegewebsmassage, so auch an den Gefäßen; an einer Sehne wirkt er haltend, am Knochen palpierend und drückend. Zeigt das eingeschränkte Bewegungsmuster/Organ viel Spannung, so muss er evtl. mit viel Druck gehalten werden, zeigt das eingeschränkte Bewegungsmuster/Organ wenig Spannung, so muss meistens die zeitliche Summation erhöht werden.

Im Laufe der Zeit hat sich auch meine Arbeit ökonomisiert, und ich kann durch gezieltere Vorarbeit den großen Druck, den ich anfangs anwendete, auf ein Minimum reduzieren. Je weiter man den Druck reduziert, desto sensibler kann man wieder für andere Bewegungen werden. Durch einen DSI z.B. auf der Bauchwand kann man auch auf die zu korrigierenden inneren Organe gezielt einwirken, die z.B. auch bei Pferden und Hunden höchst sensibel reagieren und deutlich sichtbar auf das globale Muster einwirken.

Beginnen wir mit dem Beispiel einer Behandlung, damit der Ablauf und die Verwendung der DSI klarer hervortreten können. Aus dem Torsionsmodell und der Kinesiologischen Analyse wird die Ausgangsstellung für die Therapie erarbeitet.

7.2 Die Einstellung der unteren Extremität aus der Rückenlage

Der Fuß wird so auf der Unterlage aufgestellt, dass die Ferse an einem Optimum an Mitte belastet wird. Laut der motorischen Entwicklung muss der Kalkaneus mit seinem dorsalen Ende nach kaudal wandern, um dem fast immer in einer Torsion stehenden Talus im Verhältnis zu Navikulare und Kalkaneus sowie zur Malleolengabel den Raum zu verschaffen, den er braucht, um in seine optimale Position wandern zu können. Das obere Sprunggelenk ist nun Zielort unserer Behandlung. Durch die aufgestellte Ferse hat der Kalkaneus einen Fixpunkt und gleichzeitig einen Druck, der nun von einer Stauchung auf dem Talus medial und lateral gesetzt, (eine Hand) eine Bewegungsebene im oberen Sprunggelenk freisetzt. Um das Dreieck am Fuß aufzubauen, welches unseren Stand auf nur einer Extremität ermöglicht, wird nun (andere Hand) dem Großzehenballen (GZB) und Kleinzehenballen (KZB) ein Fixpunkt durch einen DSI horizontal vom GZB zum KZB angeboten.

Nun beginnt die Muskelfunktionsdifferenzierung. Das Timing innerhalb einer Muskelgruppe ist kaum vorausbestimmbar, der wichtigste Faktor ist hierbei die persönliche motorische Entwicklung des Patienten. Die große Auswirkung auf die Kette versuche ich wie folgt darzustellen:

Der Musculus abductor hallucis ist in primitiver Funktion in der Lage, den Großzeh zu abduzieren, eine Funktion, die nur wenigen Menschen möglich ist. Seine Differenzierungsfunktion sichert die mediale Seite des Fußes ab. Diese Funktion ist ihm nur möglich, wenn er gleichzeitig durch die gewonnene Position dem Musculus adductor hallucis caput transversum einen deutlichen Fixpunkt setzt. Dieser ist dann in der Lage, das Quergewölbe zu entfalten, anstatt primitiv den Großzeh in eine Valgusposition zu ziehen. Der Kleinzehenballen hat nun einen Fixpunkt und kann über fasziale Weiterleitung dem Musculus peroneus brevis einen Fixpunkt setzen, der in differenzierter Funktion wiederum die Fibula nach ventral bewegt. Durch diese Bewegung wird der laterodorsale Raum für den Talus freigegeben, und er kann ein Stück weiter in seine differenzierte Position innerhalb des motorischen Musters wandern. Das untere Dreieck ist eingestellt, und nun kann über die Provokation der Differenzierung der kurzen Fußmuskeln der Kalkaneus weiter nach kaudal ziehen. Hat der Kalkaneus seine optimale Position gefunden, beginnt nun die weiterlaufende Differenzierung der dorsalen Muskelgruppe. Die Achillessehne muss bis zu diesem Zeitpunkt zunächst an ihrem Ansatz nachgegeben haben, bevor sie nach einem lösenden DSI den Kalkaneus noch weiter in die differenzierte Position wandern lässt. Der Ansatz der Achillessehne wird nun zum Fixpunkt für die differenzierte Wirkung auf die dorsale Muskelgruppe. Hier muss nun entsprechend den verschiedenen Ursprüngen die flektierende, lateral ziehende oder rotierende Wirkung mit verwahrenden DSI weitergeleitet werden.

Hat der Fuß sich korrigiert, kann der physiologisch wieder einsetzende Halt des ZNS durch langsames Ausschleichen des DSI genutzt werden. Die Zehenextensoren bilden im Synergismus mit den Zehenflexoren ein Gleichgewicht auf die proximalen und distalen Interphalangealgelenke, sodass durch die entstehende Flexion in den Grundgelenken eine Aufrichtung des Längsgewölbes unterstützt wird. Die Zehen bleiben gestreckt und bilden dann ein Punctum fixum für die ventrale Unterschenkelmuskulatur, wie z. B. dem Musculus tibialis anterior. Dies erlaubt in Folge am Beispiel des Musculus tibialis anterior eine Differenzierung der Tibia im proximalen Anteil nach ventral. Diese ventrale Position erreicht, dass die Differenzierung der Pes anserinus-Muskulatur gestartet werden kann. Ein fixierender DSI auf der Patellarsehne und ein lösender kombinierter DSI zirkulär um die Patella (siehe auch Abb. 7.2) lassen die Rotationsstellung der Patella neu justieren. In fast allen Fällen steht die Patellaspitze nach lateral und korrigiert sich je nach Gewebesituation schneller oder langsamer mit der Patellaspitze in kaudaler Richtung. Der Musculus rectus femoris kann nun in seinen Anteilen auf die Rotation und Flexion/Extension von Femur und Becken einwirken. Lateral zieht er in die Linea aspera, an der auch der Tractus iliotibialis inseriert. Dort könnte er eine differenzierte Innenrotation machen, stünde nicht fast jeder Oberschenkel bereits in einer primitiven Innenrotation. Ein lösender DSI am Tractus iliotibialis kann die Bewegung nach dorsolateral freigeben und die Rotation auflösen, sodass der Oberschenkel wieder in Rotationsmittelstellung kommen kann. Der in primitiver Innenrotation stehende Oberschenkel kann durch die differenzierte Muskelaktivität des Vastus medialis eine Derotationswirkung in Richtung Mittelstellung erfahren. Durch die Korrektur der Patella kann der Musculus vastus medialis des Musculus quadriceps die aktive Außenrotation initiieren. Durch die differenzierte Wirkung auf den Vastus lateralis entsteht ein Lösen in Richtung dorsal. Der Musculus rectus femoris wird nach einer Lösungsphase, bei der die Iliumschaufel nach dorsal wandert, die differenzierte Beckenaufrichtung einleiten. Der Vastus intermedius kann nun den Oberschenkel nach ventral differenzieren und mithelfen, den Femurkopf in eine zentrierte Position zu bringen. Die Ausgeglichenheit der ventralen und dorsalen Spannung ist entscheidend für die weitere Einstellung des Beckens. Die jeweilige Differenzierung stellt das Becken zu jedem Positionswechsel neu ein (siehe auch Abb. 1.4).

Die Differenzierung weiterverfolgend ziehen nun der laterale Anteil der Beckenmuskulatur, Musculus gluteus medius, der ventrale Anteil des Musculus gluteus maximus und der dorsale Anteil des Musculus gluteus minimus, das Ilium in eine Abduktion, entsprechend den ventralen und dorsalen Anteilen in Pro- oder Retraktion. Ein lösender DSI auf den Iliosakralgelenken (ISG) kann die Bewegung des Iliums verstärken. Die medialen Anteile der Becken-Beinmuskulatur, die Musculi adductores, wirken entsprechend ihren verschiedenen Ansätzen mit unterschiedlichen Kräften. Der Musculus adductor longus stellt ein Widerlager für die differenzierte Funktion der lateralen Beckenmuskulatur und zeigt zunächst eine exzentrische Reaktion am Ursprung, sodass die Symphyse die Korrekturbewegung der Iliumschaufel mitmachen kann. Sehr stark wirkt hier auch der Musculus pectineus, der mit extrem vorsichtig gesetztem lösenden DSI behandelt werden muss. Die neu erreichte Position des Femur lässt nun die Differenzierung der kleinen Außenrotatoren initiieren, welche die laterale Entfaltung des ISG unterstützt. Diese Entfaltung bildet nun eine sichere Basis zur Weiterleitung der Differenzierung auf die Rumpfmuskulatur. Die neu erreichte Position der Iliumschaufel bietet dem Ansatz des Musculus erector trunci, des Musculus latissimus dorsi und der tiefen unteren Rückenstrecker einen neuen Hebel, und der untere Anteil der LWS sowie die laterale Abduktion des Oberkörpers können differenziert platziert werden. Die Stellung jedes einzelnen Wirbelkörpers muss nun überprüft werden, in Flexion/Extension, in lateraler Abweichung nach links oder rechts und in Rotation. Hier wirkt am besten ein lösender, aber spitz an den Dornfortsätzen ansetzender DSI, der jedoch keine Richtung suggerieren darf. Er muss solange in der Zeit und im Druck summiert werden, bis sich der Wirbelkörper zu bewegen beginnt. Dieser Schritt wird nun von Wirbelkörper zu Wirbelkörper fortgesetzt, bis der Thorax erreicht wird. Hier kann man die Rippen gut nutzen, um dort mit Hilfe von fixierenden DSI an der Rippe den Wirbelkörper mit Hilfe von lösenden DSI in seiner Stellung zu korrigieren. Der DSI kann auch von ventral gesetzt auf den Wirbelkörper einwirken. Die lösenden DSI können auch auf den sternokostalen und kostotransversalen Gelenken gesetzt werden, um die Bewegung des Wirbelkörpers zu provozieren. An der Halswirbelsäule stellen sich dann als letztes der Kopf oder das Os occipitale durch die Differenzierung über die Mandibula zum obersten Halswirbel ein. Wenn man die Drehung des Talus nicht spürt, wird man natürlich die Drehung eines Wirbelkörpers noch nicht provozieren können. Diese Schritte werden auch oft wiederholt werden müssen, da immer wieder neue Muskelanteile zur Differenzierung provoziert werden können und immer neue Positionen und somit Ausgangsstellungen erreicht werden.

7.3 Die Einstellung der oberen Extremitäten aus der Bauchlage

Die Behandlung der oberen Extremität kann genauso strukturiert werden. Günstiger ist es jedoch, in Bauchlage zu behandeln, da wieder der Stütz im Vordergrund steht, der für die obere Extremität in Bauchlage entwickelt wird.

7.3 Die Einstellung der oberen Extremitäten aus der Bauchlage

Die Position für die Handwurzel oder den Unterarm hängt von der motorischen Leistung des Patienten ab. Begonnen wird an der Handwurzel. Oftmals muss zunächst ein lösender DSI an der Handwurzel gesetzt werden, um eine gleichmäßige, mediale und laterale Belastung der Handwurzel zu gewährleisten. Durch die Abduktion und Opposition des Daumens wird auch hier der Thenarmuskulatur ein Fixpunkt gesetzt, um in ihrer Differenzierung die Entfaltung des Quergewölbes der Hand zu provozieren.

Die Hand wird ähnlich wie der Fuß in Mittelstellung eingestellt, indem sich an der Kleinfingerseite oder am Daumen ein Punctum fixum aufbaut und den Unterarm je nach Pathologie nach lateral oder medial differenziert. Um die Mittelstellung zu erreichen, kann zum Beispiel ein Punctum fixum am Daumensattelgelenk gesetzt werden und ein lösender Impuls am Ansatz des Musculus adductor pollicis. Dies provoziert die Differenzierung des Musculus adductor pollicis. Lösende Impulse zwischen Radius und Ulna bei gehaltenem DSI am Os capitatum führen zum Ausgleich von Pro- und Supination. Unterstützendes Lösen der Membrana interossea, der Flexoren und der Extensoren sind meist unerlässlich.

Zur Einstellung der radialen und ulnaren Abduktion setzt man medial bzw. lateral am Handgelenk einen DSI und beginnt zum Unterarm hin zu lösen. Deutlich bewährt hat sich ein DSI am Os capitatum, die Einstellung über den dritten Strahl unterstützt diese Vorgehensweise. Die gesamte Mittelhand kann jetzt durch lösende Impulse entfaltet werden.

Sind Hand und Unterarm genügend eingestellt, wird mit der Einstellung des Oberarmes fortgefahren. Die Flexoren und Extensoren des Unterarmes wirken in differenzierter Funktion auf den Oberarm und beginnen nun, die Rotation des Oberarmes in differenzierter Mittelstellung einzustellen. Ein fixierender DSI am Handgelenk und ein lösender DSI an den Epikondylen des Humerus führen zum Punctum fixum an den Ansätzen des Musculus flexor carpi radialis und des Musculus extensor carpi radialis und lösen am medialen und lateralen Epikondylus des Humerus die Rotation des Oberarmes aus. Ein Punctum fixum am Ansatz des Musculus biceps brachii und ein lösender Impuls um das Korakoid führen zur Differenzierung in der Schulter. Das Korakoid bleibt ventral stehen, während der Humeruskopf nach dorsal in das Schultergelenk zentriert wird (siehe auch Abb. 1.3). Unterstützt wird diese Bewegung vom Musculus biceps caput breve und vom Musculus coracobrachialis. Der Musculus triceps brachii kann am Schulterblatt einen lateralen Fixpunkt aufbauen, um die Articulatio glenohumerale zu entlasten. Der Musculus biceps brachii kann nun mit seinem kurzen Kopf den Processus coracoideus nach lateral und das Schulterblatt nach ventral ziehen.

Es ist darauf zu achten, dass die Klavikula ventral vom Humerus stehen bleibt und nicht in einer En-bloc-Bewegung mit nach dorsal gezogen wird, während der Humerus in Außenrotation eingestellt wird. Dies kann an dem sich öffnenden Dreieck zwischen Klavikula und Spina scapulae kontrolliert werden. Ein DSI zur Differenzierung des Musculus deltoideus pars clavicularis unterstützt die horizontale Einstellung der Klavikula in ihrer Position. Die Articulatio acromioclavicularis kann durch lösende DSI zum gegenüberliegenden Humeruskopf (in der Achselhöhle) in seine Mittelstellung gebracht werden. Der Musculus deltoideus pars clavicularis reduziert den Druck auf die Articulatio acromioclavicularis und die Articulatio sternoclavicularis. Der Musculus pectoralis beginnt nun, den Rumpf nach ventral lateral zu entfalten, und der Musculus supraspinatus verhindert ein nach ventral Tauchen des Humeruskopfes. Sollte es während der Einstellung des Schultergelenkes zu Kribbeln oder Kälte in den Fingern kommen, so kann dies an einer Einengung der Nerven oder der Arterie in der Achselhöhle oder dem Plexus brachialis pars infraclavicularis liegen. Dem sollte sofort nachgegangen werden, da der Körper auf Eigenschutz eingestellt ist und in der Stresssituation eher eine Verspannung provoziert. Lösende Impulse am Gewebe in der Achselhöhle und der Klavikula, an den Nerven oder der Arterie selbst führen in der Regel zu der gewünschten Entspannung und zum Verschwinden von Kribbeln und Kälte. Zur Einstellung des Schulterblattes kann ein zirkulärer Impuls an der Skapula gesetzt werden, ähnlich wie der an der Patella. Genutzt werden können hier die Margo medialis, die Margo lateralis, die Spina scapulae, der Angulus inferior und der Angulus superior. An der Margo lateralis der Skapula kann man ein lateralisiertes Schulterblatt durch Lösen der Außenrotatoren zur Rückrotation differenzieren. Unterstützen kann man diese Bewegung durch das Setzen eines Fixpunktes an der Skapula und lösende Impulse am Ursprung und im Verlauf des Musculus trapezius. Tritt eine Harmonisierung in der Position ein und ist das Schulterblatt, die Margo medialis der Skapula, parallel zur Wirbelsäule eingestellt, kann auch hier wieder ein neuer Fixpunkt am Schulterblatt gesetzt werden, um die Wirbelkörper zu ihrer Mittelposition wandern zu lassen. Die aufsteigende Schulterblattmuskulatur kann jedoch nur dann ein qualitativ zufriedenstellendes Resultat erzeugen, wenn das Schulterblatt selbst in einem Optimum an Mitte und Gleichgewicht steht. Dies erkennt man daran, dass die Schulter in Bauchlage aufgerichtet in Retraktion-Depression leicht gehalten wird und nicht nach ventral, den Muskelzügen und der Schwerkraft folgend in Protraktion zur Unterlage zieht. Nun verfährt man ähnlich wie nach Einstellung der unteren Extremität, und überprüft jeden einzelnen Wirbelkörper in seiner Position.

7.4 Einstellung des Kopfes aus der Rückenlage

Die Kopfeinstellung aus der Rückenlage zeigt den deutlichen Wechsel in der Differenzierung. Damit im Bereich der empfindlichen Strukturen der Halswirbelsäule und des Kopfes zunächst keine Druckerhöhung entsteht, wird vor der Differenzierung grundsätzlich über einen lösenden DSI der Druck gemindert. Die frühzeitige Differenzierung würde am Rumpf hebeln, da dieser nicht so schnell auf den Kopf reagieren kann. Das Bewegungsziel am Kopf lässt sich besser über die Position des Kopfes erklären, als über die Muskelfunktion. Zunächst wird durch Anformen der Hände an den Schädel ein flächiger, lösender DSI gehalten, der die Flexion/Extension in der Articulatio atlantooccipitalis löst. Durch einen lösenden DSI von lateral nach lateral seitlich am Ohr rechts und links platziert, wird die Lateralflexion gelöst und durch einen lösenden DSI von Stirn zum Hinterhaupt wird die Rotation gelöst. Jetzt erst beginnt die Differenzierung. Zunächst werden ein DSI an der Mandibula unterhalb der Backenzahnwurzeln rechts und links gesetzt und ein lösender DSI an den Ursprüngen der Beißmuskulatur, die den Oberkiefer mit Kopf über den Unterkiefer differenziert. Diese Funktion ist bei allen Problemen der Kiefergelenke unbedingt zu behandeln. Danach wird ein Fixpunkt an den Wangenknochen gesetzt, um den oberen Schädelanteil zu fixieren und den Rumpf mit dem inneren Organtrakt folgen zu lassen. Treten beim Arbeiten an dieser Stelle Darmgeräusche auf, so sind diese erwünscht. Als letzte Differenzierungsbewegung bleibt noch die Augenbewegung. Bei geschlossenen Augen wird jeweils die Kuppe des Mittelfingers an den oberen Rand der Augenhöhle gelegt. Der anstoßende Augapfel beginnt zu differenzieren und die Nackenmuskulatur lässt sofort mehr Inklination zu. Wenn die Augen abduktorisch oder adduktorisch stehen, können sie durch seitliches Anlegen jeweils zur Differenzierung und Zentrierung provoziert werden. Am Ende wird überprüft, ob die körpereigene Schwingung von kranial nach kaudal und umgekehrt verläuft, dann ist eine Genesung relativ wahrscheinlich. Zeigt die Zellbewegung eine Schwingung von lateral nach lateral, wird die Korrektur wahrscheinlich nur kurz anhalten.
Da nun der Verlauf der Behandlung deutlich wurde, obliegt es jetzt jedem einzelnen Therapeuten, seine Anatomiekenntnisse heranzuziehen und den Grundsatz der Differenzierung für jeden Muskel herauszufinden.

Patientenbeispiel zur Kopfeinstellung
Phillip zeigt, wie schwierig diese erste Einstellung in Rückenlage mit der Funktion des dritten Monats ist. Behandlungsplan: Rückenlage – Erarbeiten der Mittelstel-

Kapitel 7 — Die Reizsetzung nach Blum

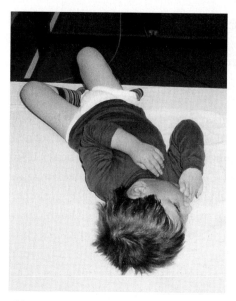

Abb. 7.4 Rückenlage: Bei Kopfwendung rechts, drehen das Becken und die Beine nach links, finden keinen stützenden Hintergrund zur Drehung und somit zur weiteren Aufrichtung.

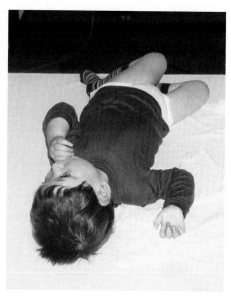

Abb. 7.5 Rückenlage: Bei Kopfwendung links, drehen das Becken und die Beine nach rechts, finden keinen stützenden Hintergrund zur Drehung und somit zur weiteren Aufrichtung.

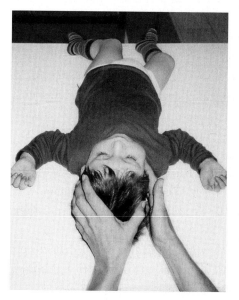

Abb. 7.6 Rückenlage: Bei therapeutischer Kopfeinstellung in Mittelposition mit Übernahme der Stützfunktion orientieren sich das Becken und die Beine zur Mitte.

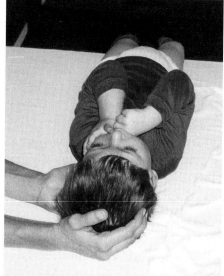

Abb. 7.7 Rückenlage: Bei gehaltener zeitlicher Summation des Reizes entsteht der Haltungshintergrund für die ventrale beidseitige Adduktion der Hände zum Mund.

7.4 Einstellung des Kopfes aus der Rückenlage

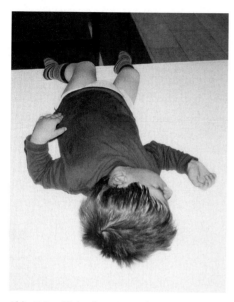

Abb. 7.8 Rückenlage: Zum Abschluss der Reizsetzung findet die Selbstübernahme der Haltefunktion statt, sodass Kopf-, Becken- und Beineinstellung zur gleichen Seite orientiert werden. Beginnendes Drehen zur rechten Seite wird möglich.

lung. Anhand der Fotos *(Abb. 7.4–7.8)* zu diesem Jungen möchte ich auf ein ganz besonderes Phänomen hinweisen, das bei angeborener Zerebralparese häufig die Ursache für eine nicht weiterlaufende Entwicklung ist. Wie schon im Kapitel 3 beschrieben wurde, gehört die Initialbewegung des Kopfes aus Rückenlage zu einer Grundvoraussetzung für die Bewegungsentwicklung. Bei Philipp sieht man deutlich, wie der Rumpf keinen Fixpunkt am Kopf finden kann. Durch eine Initialbewegung des Kopfes zu einer Seite bewegt sich der Rumpf nicht entsprechend zum Kopf, sondern rotiert ohne Fixpunkt in die Gegenrichtung. Diese Paradoxbewegung lässt eine Aufrichtung nicht zu. Skoliotische Abweichungen und Hüftprobleme sind die Folge.

Auf dem letzten Foto nach der Behandlung erkennt man deutlich die Orientierung zu einer Seite. Bezüglich der Steuerungsproblematik ist vor allem die unkoordinierte Arbeit der autochthonen Muskulatur von Bedeutung. Hier treten Dysbalancen zur überwiegend phasisch arbeitenden ventralen Muskulatur auf. Die kurzen autochthonen Muskeln gewährleisten nicht mehr die differenzierte Aufrichtung und Rotation einzelner WS-Segmente, so z.B. die Musculi rotatores breves und longi sowie die Musculi semispinales und Musculi levatores costarii. Der Mangel an differenzierter Rotation führt jedoch zur Tonussteigerung der Extremitäten. Segmentale Blockierungen sind die weitere Folge. So müssen z.B. die Musculi longi capitis und colli als wesentliche Erstbeweger ebenso in synergistischer Funktionseinheit mit den kurzen Nackenmuskeln wie mit den Musculi supra- und infrahyoidei und auch der Bauchmuskulatur stehen. Die mangelhafte Aufrichtung des Schulter- und Beckengürtels zeigt sich deutlich in der fehlerhaften Einstellung der proximalen Schlüsselgelenke – dem Sternoclavicular- und dem Iliosacralgelenk –, ist aber leichter an der mangelhaften Entfaltung der Hände, Füße und des orofazialen Bereichs deutlich in allen drei Dimensionen erkennbar. Die korrekte Aktivierung über adäquate Reizsetzung soll diese Dysbalancen so weit wie möglich vermeiden. Zusätzlich liegt die Ursache dieses Problems auch in den durch die Stereotypien fixierten Gelenken. Je mehr Differenzierung die Patienten in den gesamten Gewebestrukturen erfahren, um so definierter erfolgt eine Reaktion. Die freie Vielfalt motorischer Stereotypien, die sich in einem hohen Koordinationsausmaß äußert, hat sowohl eine verbesserte Koordination als auch eine gute Balance zur Folge, was sich eben auch im gesamten Haltungsapparat äußert.

8 Die Autostimulation

Das folgende Kapitel stellt ausführlich ein Programm zur Autostimulation dar. Schon seit dem Entstehen der Brunkow-Therapie lässt der Brunkow-Therapeut den Patienten selbst üben. Wie wir alle wissen ist es jedoch außerordentlich schwer, Haltungsmuster durch Eigenaktivität zu korrigieren. Der Versuch, durch die Autostimulation ein Übungsprogramm zu gestalten, das einerseits den Freiraum des Individuums zulässt, andererseits mit dem Ziel des Ideals arbeitet und somit allgemeine Gültigkeit für alle Patienten anstrebt, verhalf mir zu einer wichtigen Erfahrung: Die Extremitätengelenke nach einer definierten Gesetzmäßigkeit aktiv zu bewegen und zu positionieren (distale Fixpunkte anbieten), kann zu einer Korrektur der Wirbelsäuleneinstellung eines jeden Individuums führen.

Jeder Patient reagiert mit eigenen, individuellen, motorischen und psychischen Mustern.
Die Kinesiologische Analyse nach Blum und das Torsionsmodell haben es zunächst ermöglicht, dem Patienten den Vergleich der Schmerzempfindung vor und nach der Behandlung bewusst zu machen. Dabei ist zu berücksichtigen – und das mag etwas paradox erscheinen, dass das körperliche Befinden nur dann bewusst wahrgenommen wird, wenn Schmerzen oder andere negative Reize vorliegen. Wenn sich der Patient wohlfühlt, wird dies selten registriert. Fragt man nun den Patienten nach einigen Behandlungen, ob sich sein Befinden gebessert hat, so hört man häufig, dass die Schmerzen unmittelbar nach der Behandlung zwar weg sind, jedoch nach einigen Stunden wiederkehren.
Hier gilt es die Ursächlichkeiten zu erkennen: Das heißt, das oben erwähnte Haltungsmuster ist mit dem Verhaltensmuster zu verbinden. Dem Patienten muss erklärt werden, wie er sich im täglichen Leben verhalten bzw. bewegen sollte, um eine

nachhaltige Verbesserung seines Zustandes zu erreichen. Die Autostimulation muss solange bewusst geschehen, bis sie automatisiert in die Handlung integriert ist. Bei der Vermittlung dieser Gedanken stößt der Physiotherapeut oftmals auf Blockaden:
- ▷ Der Patient kann der Meinung sein, er könne die Übungen aus unterschiedlichsten Gründen keinesfalls in seinen Tagesablauf einbauen.
- ▷ Er behauptet z.B., die Haltungsmuster seien erblich bedingt und demzufolge sowieso irreparabel oder
- ▷ er sei sowieso zu alt.

Der Physiotherapeut muss dann mit psychologischer Einfühlung arbeiten. So kann er die Übungen an die Handlungen knüpfen, die der Patient gerne ausübt, beispielsweise im Rahmen einer Sportart oder an Handlungen, die er täglich fast automatisch verrichtet, wie z.B. das Zähneputzen. Die Häufigkeit, mit welcher der Patient dann doch zum Üben kommt und ob er entsprechende Reizantworten in der Therapie zeigt, sollte in die objektive Befundung einfließen.

Die Autostimulation kann innerhalb einer Behandlung angewendet werden, während dieser Phase lassen sich aber auch therapeutische Griffe einsetzen. Getrennt von der Therapie sollte sie nicht gesehen werden. Sie ermöglicht der Übernahme von Aktivität und Verantwortung durch den Patienten und hilft ihm dabei, seinen natürlichen Heilungsprozess selbst zu beeinflussen. Zur Therapie, also zur Umstellung der Bewegungsmuster selbst, ist eine nonverbale Behandlung unerlässlich. Ist die Autostimulation eingeübt, so kann auch diese nonverbal ausgeführt werden. Wichtig ist es, Abfolge und Grenzen (hier Limits genannt) genau einzuhalten. Der Weg ist dann immer derselbe: Zunächst wird eine Bewegung in Auftrag gegeben. Der Patient spürt nach, ob er bei dieser Ausführung Probleme im Haltungs- und Bewegungsapparat bekommt. Diese Probleme, welcher Art auch immer, nenne ich Limits. Diese sollte der Patient nicht überschreiten, er versucht aber, sich an das aktuelle Limit heran zu arbeiten. Durch die Atmungsstimulation wird dem Gewebe von innen heraus ein Bewegungsimpuls gesetzt, der, durch die proximale Bewegung und den distalen Fixpunkt, das Limit, positiv (in Richtung Norm/Ideal) verschiebt.

Die abschließende Spannung lässt dann gezielt die Muskelketten arbeiten, die für die entsprechende Haltung wichtig sind. Durch den Vergleich mit der Symmetrie kann der Körper Abweichungen und neue Limits schnell erkennen.

Bei genügend differenzierter mentaler Einstellung kann nun der Patient durch regelmäßiges Üben der Autostimulation sein Bewegungsverhalten stabilisieren, um beschwerdefrei zu bleiben oder sogar seinen Bewegungsradius erweitern, wenn er die Autostimulation in beschwerdefreiem Zustand weiterführt.

Eine Brunkow-TER-Blum-Therapeutin sollte nach der Befundaufnahme (Torsionsmodell und Kinesiologische Analyse) die Patienten durch die Autostimulation führen, bis diese der geforderten Aufgabenstellung gewachsen sind. Eine therapeutische Korrektur im Sinne einer Behandlung sollte, auch bei beschwerdefreien Patienten, im ersten Jahr viermal, im zweiten Jahr dreimal, im dritten Jahr zweimal und dann einmal jährlich eingeplant werden.

Die Autostimulation kann auch in einer sogenannten Stemmgruppe durchgeführt werden. Die Gruppendynamik dient zur Verstärkung der Eigenaktivität des Patienten. In der Pädiatrie und Neurologie wirkt sich dieser Vorteil besonders günstig aus. Bei der Anwendung in der Neurologie ist jedoch genau wie in einer Einzelsitzung für jeden Patienten ein Therapeut erforderlich. In der Pädiatrie kann dies auch ein Elternteil übernehmen, der in einer Gruppe z. B. die Anwendung des Heimprogramms erlernen soll.

Ein außerordentlich auffälliges Zeichen bot sich mir, als ich einen autistischen Jungen sah, wie er seine Übungen auf dem Wickeltisch macht und in seiner Form der Autostimulation seinen Körper untersucht. Der Junge war insgesamt drei Jahre in meiner Behandlung, zunächst habe ich ihn zwei Jahre nach Vojta behandelt und dann auf Brunkow umgestellt. Als ich ihn nach weiteren zwei Jahren Aufenthalt in einer Blindeninternatsschule erneut vorgestellt bekam, zeigte er immer noch seine Autostimulation. Leider hat er nie sprechen gelernt, um darüber berichten zu können, und ein anderes Kommunikationsmittel steht ihm nicht zur Verfügung *(Abb. 8.1)*.

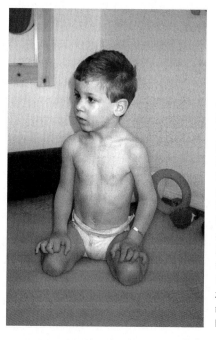

Abb. 8.1 Fersensitz von Timo mit deutlich sichtbarer Einstellung der Hände in Dorsalextension bei lockerer Faust und deutlich sichtbarer Stemmreaktion der Handwurzel zur Aufrichtung des Rumpfs.

8.1 Die Durchführung der Autostimulation

Die definierten Abläufe, nach denen die Extremitätengelenke aktiv bewegt werden sollen, um einen korrigierenden Effekt zu erzielen, sind im Folgenden ausführlich beschrieben. Zur Entlastung des Therapeuten stehen außerdem zwei

Kapitel 8 — Die Autostimulation

Audio-CDs für Patienten zur Verfügung. Die Doppel-CD „TER Blum Autostimulation" ist zu beziehen über das KG-Forum Frankfurt, Am Forum 33, 60439 Frankfurt, www.KG-Forum-Frankfurt.de. Zur Unterstützung der Entspannung wurden die Anweisungen zur Autostimulation mit Musik unterlegt. Die erste CD beschreibt die Einstellung der Wirbelsäule über die Beine aus der Rückenlage, die zweite beschreibt die Einstellung der Wirbelsäule über die Arme aus der Bauchlage.

Diese beiden Ausgangsstellungen dienen als Grundlage und sind im Allgemeinen am besten verträglich. Weitere Ausgangsstellungen wie die Seitenlage oder Einstellen der unteren Extremität in Bauchlage sollten mit einem TER-Blum-Therapeuten erarbeitet werden. Der Vielfältigkeit der Ausgangsstellungen und somit der „höheren Dosierung" der Autostimulation sind keine Grenzen gesetzt. Für die Bein- und Armarbeit entstanden jeweils drei Grundübungen, die in den folgenden Abschnitten beschrieben werden. Der Ablauf ist gegliedert und wiederholt sich immer wieder. Die Reaktionen darauf sind aber immer wieder neu.

- Bewegungsauftrag (*Erste Anweisung*)
- Spürauftrag (*Spüren 1*)
- Aufforderung zu Korrektur als Ergebnis der Wahrnehmung (*zurück 1*)
- Halten des Erreichten durch Spannungsaufbau (*Spannung*)
- Wieder Spürauftrag, um das Erzielte wahrzunehmen (*Spüren 2*)
- In die Grundstellung zurück gehen (*zurück 2*)
- Nach der Entspannung im Seitenvergleich den Unterschied zur anderen, nicht beübten Seite registrieren (*Spüren 3 = Seitenvergleich*).

In diese Übungen sind Atmungsaufforderungen zur Provokation der Differenzierung eingeschoben. Jeder Auftrag wird mit einer Atmungsanweisung abgeschlossen.

Damit die Gesetzmäßigkeit der Bewegung klar wird, die Reaktionen darauf aber auch Platz finden, habe ich dieses Kapitel in zwei Spalten unterteilt: Der gesprochene Auftrag befindet sich in der linken Spalte, die Analyse zu dem Geschehen in der rechten. Da die Analyse der rechten Spalte keinen Anspruch auf Vollständigkeit erhebt und immer den Normfall bespricht, kann es hier im Einzelnen auch zu abweichenden Reaktionen kommen. Aspekte, die bei der Fußübung genannt werden, sind auch auf die Armübung übertragbar und umgekehrt. Da die Vielzahl der Anregungen dieses Kapitel sprengen würde, habe ich mich auf das Nötigste beschränkt. Die Ausführungen zu den jeweiligen Übungsabschnitten dienen nicht nur den Therapeuten zur Behandlung und Befunderhebung, sondern erläutern auch dem Patienten, der diese Übungen zu Hause anwendet, welch große Wirkungen diese vergleichsweise leichten Übungen auf die Verbesserung der Haltung und Bewegung haben.

Innerhalb der Autostimulation wird jedes Gelenk des Körpers entsprechend seiner Funktion beansprucht. Es reicht, wenn die Übungen pro Sequenz einmal durchgeführt werden.

Für den interessierten Therapeuten ist es wichtig, diese Technik in entsprechenden Lehrgängen selbst zu erfahren, um seine Wahrnehmung für diesen Bereich zu schulen[1]. Das Nachvollziehen der Behandlung und der Autostimulation mit Patienten nur auf Grund der gelesenen Beschreibung halte ich für riskant.

8.2 Einstellung der unteren Extremität

Einleitung

Schön, dass Sie sich entschlossen haben, die Autostimulation durchzuführen, um Ihrem Körper den Weg zur schmerzfreien Bewegung zu ermöglichen.

Die Autostimulation sollte immer in einer positiven Atmosphäre mit einer entsprechend positiven Einstellung durchgeführt werden. Das Ziel einer verbesserten Körperbewegung und -wahrnehmung sollte nicht verloren gehen. Besonders zu betonen ist, dass der Patient selbst den größten Einfluss auf sein Wohlbefinden hat.

Ausgangsstellung

Für die folgenden Übungen können Sie verschiedene Ausgangsstellungen wählen:
▷ Rückenlage mit den Füßen auf der Unterlage aufgestellt
▷ Rückenlage mit den Füßen an der Wand angestellt
▷ Sitz am Tisch mit den Füßen auf dem Boden, und
▷ freier Sitz ohne Tisch mit den Füßen auf dem Boden für die ‚Kreislaufstarken'.

Die Bilder sind in der Anleitung zur CD enthalten. Der freie Sitz ohne Tisch ist sehr anstrengend, und nicht geübte Patienten sollten diese Position erst später einnehmen. Plötzlich auftretende Kreislaufprobleme können so verhindert werden. Dies gilt besonders für Patienten mit niedrigem Blutdruck oder stark schwankenden Blutdruckwerten.

---

[1] Das KG Forum Frankfurt bietet genügend Ausbildungsplätze in kleinen Gruppen, die Platz für die eigene individuelle Vorgehensweise zulassen. Die CD kann über das KG Forum Frankfurt bezogen werden.

Kapitel 8 — Die Autostimulation

Bitte schauen Sie sich dazu die Bilder aus der Anleitung an, um sicher zu gehen, dass die von Ihnen gewählte Position auch entsprechend richtig ist *(Abb. 8.2–8.5)*.

Optische Wahrnehmung für eine Position bringt mehr Information als eine rein akustische Wahrnehmung.

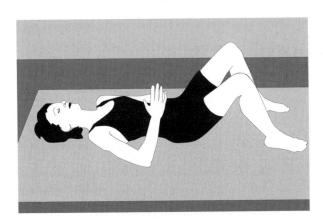

Abb. 8.2 Ausgangsstellung in Rückenlage, Füße auf dem Boden aufgestellt.

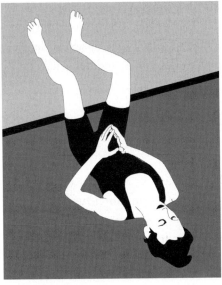

Abb. 8.3 Ausgangsstellung in Rückenlage, Füße an der Wand.

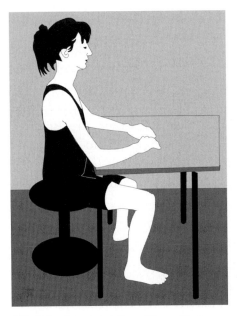

Abb. 8.4 Ausgangsstellung Sitz am Tisch.

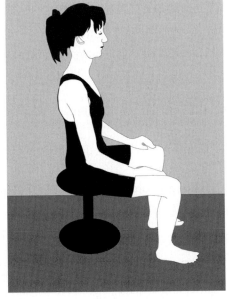

Abb. 8.5 Ausgangsstellung freier Sitz.

8.2 Einstellung der unteren Extremität

Einstimmen

Sie schließen die Augen, schließen den Mund und öffnen die Ohren, um den Anweisungen folgen zu können.

Optische Reize lenken von der Tiefensensibilität ab, falls das geschlossene Auge sehr unruhig ist, kann man auch ein Tuch oder einen feuchten Lappen auflegen, um es zu beruhigen. Die Atmung durch die Nase fordert ein gewisses Maß an Nackenstreckung und zeigt hier schon die ersten Einschränkungen. Das „Aufrichten der Ohren" führt zur Verbesserung der Nackenstreckung, diese Fähigkeit ist aber nur bei wenigen Menschen ausgereift.

Ziel 1: Zehengelenke, Ferse

Wie bei einem Radio suchen Sie nun, durch Nachspüren, den Sender zu den Füßen, ob Sie in der Lage sind, Ferse, Großzehenballen und Kleinzehenballen beider Füße gleichmäßig zu belasten. Das Ziel unserer Autostimulation wird es dann sein, alle sechs Punkte gleichmäßig stehen zu lassen und unser ganzes Körpergewicht auf diese sechs Punkte – drei rechts, drei links – zu verteilen.

Durch die erste Autostimulation wollen wir die Punkte Ferse, Großzehenballen und Kleinzehenballen, zunächst bewusst machen.

Die Konzentration sollte nun ganz auf die Füße gerichtet werden, eine verbesserte Durchblutung im sensorischen und motorischen Rindenfeld (Kortex) stellt sich für den Bereich der Füße sofort ein. Letztlich ist das Idealbild, alle sechs Punkte gleichmäßig zu spüren, kaum erreichbar, da schon die Wahrnehmung immer wieder die dominanten Stellen hervorhebt.

Durch das gezielte Belasten jeweils einer Partie wird diese Stelle vermehrt wahrgenommen und durchblutet.

Ziel 1: Übung 1, rechts

(CD 1, Nr. 1)

Wir beginnen mit dem rechten Fuß. Je nach Beschwerden oder Gemütlichkeit können Sie den linken Fuß in eine angenehme Position Ihrer Wahl geben.

Es ist wichtig, schmerzfrei zu sitzen oder zu liegen, da sich sonst eine Gegenspannung einstellt, die das selbständige Korrigieren verhindert.

Anweisung (1)

Um als Erstes die Ferse deutlich zu spüren, heben Sie den Vorfuß, also Großzehenballen und Kleinzehenballen ab und stehen nur auf der Ferse *(Abb. 8.6)*.

Bei diesen ersten drei Übungen wird zunächst eine primitive Gelenkbewegung gefordert, die dann in eine differenzierte Haltung übergeht. Begonnen wird mit der Dorsalextension. Die

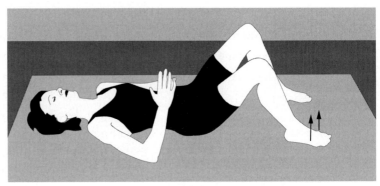

Abb. 8.6
Ziel 1: Übung 1,
Anheben Großzehenballen
und Kleinzehenballen.

Anweisung (1), Fortsetzung

Qualität der Dorsalextension ist für die Aufrichtung der Wirbelsäule in ihrer Funktion entscheidend. Die Umstellung des Fußes beginnt schon intrauterin und ist dominant beim Strampeln des Neugeborenen in der Phase der inerten Beugung.

Der Kalkaneus sollte genau in der Mitte belastet werden, so wird der Vorfuß in Mittelstellung gebracht. Die Supination überwiegt und stellt so den Unterschenkel schon in Außenrotation ein. Der Therapeut kann nun durch die Stellungskorrektur des Vorfußes ein Limit vorgeben und durch Halten des Druck-Stauchimpulses am Talus die nötige Derotation herbeiführen.

Spüren (1)
Jetzt spüren Sie nach, ob durch diese Bewegung ein Schmerz, eine Verspannung, ein Ziehen oder eine Enge entsteht und wo das Limit für diese Bewegung ist.

Individuell kann der Patient nun sein eigentliches Limit spüren, das sein Bewegungsverhalten behindert. Dieses Limit könnte Schwäche, Krampftendenz, spitzer oder dumpfer Schmerz sein.

Anweisung (2)
Sie halten den Vorfuß weiterhin hoch.

Der erneute Auftrag führt noch einmal zur Verstärkung der Dorsalextension und häufig kann jetzt schon der Talus nach dorsal wandern und die Dorsalextension wird um ca. 5% verbessert.

8.2 Einstellung der unteren Extremität

Spüren (2)

Sie spüren, ob das Limit im Sprunggelenk, im Kniegelenk, in der Hüfte, im Becken, im Rücken, im Bauch oder im Nacken entsteht.

Durch das Nachspüren entsteht sofort eine erneute Durchblutung im Kortex. Der Rumpf wird nun mit einbezogen.

Atmung (1)

Jetzt tief durch die Nase einatmen, gegen den Lippenwiderstand ganz ausatmen, nochmals tief durch die Nase einatmen und in Ihrem eigenen Rhythmus staccato vollständig ausatmen, nachatmen, soviel für Sie notwendig ist.

Die Atmung kann nun nach dem Gesetz der Differenzierung die Muskulatur am Rumpf bewegen, bei feststehendem Punctum fixum an der Ferse. Durch die Nasenatmung wird eine differenzierte Rumpfbewegung provoziert. Der Lippenwiderstand führt zu einem dosierten Anstieg des Innendrucks, was sich auf die Faszienspannung lösend auswirkt, besonders wenn am pathologischen Fixpunkt ein Druck-Stauchimpuls gehalten wurde.

Zurück (1)

Wenn jetzt ein Schmerz, eine Verspannung oder ein Ziehen zu spüren ist, gehen Sie mit dem Vorfuß soweit zurück, dass Sie den Vorfuß ohne Probleme halten können.

Erste Schwächen können beim selbstständigen Üben dazu führen, dass man das Limit neu definieren muss, bzw. das Limit schon zu Beginn der Übung überschritten hat. Ist ein Therapeut zur Stelle, wird hier bereits das Limit im Sinne der Bewegungserweiterung verschoben, und es fällt leichter, den Fuß zu halten. Ansonsten muss das Limit neu eingestellt werden, hin zu einem lockeren Halten des Fußes.

Spannung

Nun spüren Sie der Spannung nach, die entsteht: im rechten Unterschenkel, im rechten Oberschenkel, im Becken, in der Leiste, im Rücken, im Bauch und im Nacken.

Das andauernde Halten führt jetzt zur deutlichen Anspannung der ventralen Kette. Ein Mangel in der Aufrichtung fällt jetzt am deutlichsten auf, da der fehlerhafte Fixpunkt nicht gelöst werden kann. Der Therapeut kann nun gezielt innerhalb des aufgeforderten Musters die Korrektur vornehmen.

Kapitel 8 Die Autostimulation

Atmung (2)

Tief durch die Nase einatmen, gegen den Lippenwiderstand ganz ausatmen, nochmals tief durch die Nase einatmen und in Ihrem eigenen Rhythmus staccato vollständig ausatmen, nachatmen, soviel für Sie notwendig ist.

Wiederum entsteht ein bewegungserweiternder Impuls, der durch die Atmung freigesetzt oder auch vom Patienten gezielt herbeigeführt werden kann. Die Staccatoatmung zeigt jetzt deutlich, ob noch eine Fehlspannung im Diaphragma oder den weiteren Atem- und Atemhilfsmuskeln besteht. Die Rhythmik ist dann sehr unregelmäßig.

Zurück (2)

Den Vorfuß setzen Sie wieder ab und vergleichen nun die linke Ferse mit der rechten Ferse, mit der bereits geübt wurde.

Je nach Grad der Differenzierung fällt der Fuß schwer auf die Unterlage oder wird nur zögerlich abgesetzt. Der Vergleich führt jetzt zu einer deutlichen Durchblutungsförderung im Balken, der die rechte und linke Hemisphäre des Gehirns verbindet. Das Vergleichen der nichtgeübten Seite mit der geübten Seite verstärkt die Durchblutung der nichtgeübten Seite und verhindert hier schon die Dominanz einer Seite.

Seitenvergleich

Sie fragen sich, ob die linke Ferse ebenso deutlich zu spüren ist, wie die rechte, ob Sie von Ihrem Körpergewicht links ebensoviel spüren wie rechts, ob die Spannung im linken Unterschenkel von der im rechten Unterschenkel abweicht, ob die Spannung im linken Oberschenkel von der im rechten Oberschenkel abweicht, und ob Sie die Spannung im Bauch, im Rücken und im Nacken auf ein Mindestmaß reduzieren können.

Über den Seitenvergleich erreichen wir eine verbesserte Körperwahrnehmung. Eine deutliche Registrierung von Abweichungen beider Körperhälften erleichtert eine Umstellung zu einem ökonomischen Bewegungsmuster und bringt uns dem Ziel der Symmetrie näher. Beim Seitenvergleich kommt es häufig zur Entdeckung von Schwachstellen im Körper, die sich nicht zwangsläufig an den gerade beübten Extremitäten befinden müssen. Darum wird der Rumpf bis Nacken und Kopf immer mit in den Seitenvergleich einbezogen. Muskelspannungen können zu Krämpfen führen, deshalb ist es wichtig, das Limit zu erkennen und durch eine Bewegungsver-

Seitenvergleich, Fortsetzung

Atmung (3)
Tief durch die Nase einatmen, gegen den Lippenwiderstand ganz ausatmen, nochmals tief durch die Nase einatmen und in Ihrem eigenen Rhythmus staccato vollständig ausatmen, nachatmen, soviel für Sie notwendig ist.

änderung und Spannungsveränderung zu verbessern und somit nur die wirklich nötige Spannung zu halten/aufzubauen, das Muster zu stabilisieren.

Durch die Atemübung verbessert sich der gesamte Stoffwechsel innerhalb der Bronchien und der gesamten Lunge. Ein Abtransport von Stoffwechselprodukten und Schlacken wird gefördert, somit bezeichnet man diese Übung auch gerne als „Bronchialtoilette". Eine Verbesserung der Staccatoatmung beinhaltet immer eine Verbesserung der Koordination des Diaphragmas und ist am besten bei extendierter Wirbelsäule möglich.

Ziel 1: Übung 2, rechts
Anweisung (1)
Als nächstes wird der Großzehenballen deutlich gemacht: Heben Sie zunächst die Ferse, dann den Kleinzehenballen ab, sodass Sie nur noch auf dem Großzehenballen stehen *(Abb. 8.7)*.

Diese Übung beginnt mit der primitiven Plantarflexion und Pronation, die dann in differenzierter Muskelarbeit, besonders der Peroneusgruppe, die Haltung stabilisieren soll. Der Großzehenballen sollte mittig aufgesetzt werden, so dass die beiden Sesambeine, die sich am vorderen Ende des Caput vom Os metatarsale 1 befinden, gleichermaßen gut belastet werden. Der Fuß geht jetzt in eine Pronationsstellung. Das Hochziehen der Fußaußenkante über die Peroneusgruppe ist ein entwicklungsgeschichtlich junges Bewegungsmuster. Daraus schließen wir, dass bei verschiedenen koordinativen Problemen mit einer Reduzierung dieser Bewegung zu rechnen ist. Das Limit ist erreicht, wenn das Knie beginnt nach innen zu wandern, um das Bewegungsende der Pronation im unteren Sprunggelenk aufzufangen.

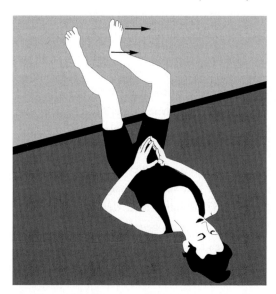

Abb. 8.7 Ziel1: Übung 2, Anheben Kleinzehenballen und Ferse.

Kapitel 8 — Die Autostimulation

Die Zehen sind locker.

Die Extensoren der Zehen fungieren sehr gerne als Hilfsmuskulatur, um den Fuß weiter hoch zu halten. Durch ein bewusstes Lockerlassen der Zehen kann eine Pronation erreicht werden.

Spüren (1)
Jetzt spüren Sie nach, ob durch diese Bewegung ein Schmerz, eine Verspannung, ein Ziehen oder eine Enge entsteht und wo das Limit für diese Bewegung ist.

Hier gilt es für den Patienten wieder, nachzuspüren, welche Ursache das Limit bestimmt. Nur über das Spüren gelangen wir zur Wahrnehmung.

Anweisung (2)
Sie halten die Ferse und den Kleinzehenballen weiterhin hoch …

Diese Aufforderung führt zu einer Verstärkung der Pronation im Fuß, welche über ein leichtes Freigeben des Talus nach medial noch verbessert wird.

Spüren (2)
… und spüren, ob das Limit im Sprunggelenk, im Kniegelenk, in der Hüfte, im Becken, im Rücken, im Bauch oder im Nacken entsteht.

Hier wird über den Kortex wieder der gesamte Rumpf mit einbezogen. Es gilt herauszufinden, ob sich das Limit nicht nur auf den Fuß beschränkt, sondern sich irgendwo innerhalb des gesamten Körpers widerspiegelt.

Atmung (1)
Tief durch die Nase einatmen, gegen den Lippenwiderstand ganz ausatmen, nochmals tief durch die Nase einatmen und in Ihrem eigenen Rhythmus staccato vollständig ausatmen, nachatmen, soviel für Sie notwendig ist.

Innerhalb der Autostimulation bemerkt der Patient oft sehr schnell eine Verbesserung der Staccatoatmung, was vielleicht auf die zentrale Bedeutung der Atmung auf den Körper zurückzuführen ist. Diese Atemübung sollte auf keinen Fall vernachlässigt werden, auch, oder grade deshalb, weil der Patient häufig eine Hemmung gegenüber dem lauten Atmen zeigt.

zurück (1)

Wenn jetzt ein Schmerz, eine Verspannung oder ein Ziehen zu spüren ist, gehen Sie mit dem Fuß soweit zurück, dass Sie weiterhin auf dem Großzehenballen ohne Probleme stehen können.

Spannung

Nun spüren Sie der Spannung nach, die entsteht: im rechten Unterschenkel, im rechten Oberschenkel, im Becken, in der Leiste, im Rücken, im Bauch und im Nacken.

Atmung (2)

Tief durch die Nase einatmen, gegen den Lippenwiderstand ganz ausatmen, nochmals tief durch die Nase einatmen und in Ihrem eigenen Rhythmus staccato vollständig ausatmen, nachatmen soviel für Sie notwendig ist.

zurück (2)

Sie setzen nun den Kleinzehenballen und die Ferse wieder ab und vergleichen die linke Ferse und den Großzehenballen mit der rechten Ferse und dem Großzehenballen, mit denen bereits geübt wurde.

Seitenvergleich

Sie fragen sich, ob die linke Ferse und der Großzehenballen ebenso deutlich zu spüren sind wie rechts, ob Sie von Ihrem Körpergewicht links ebensoviel spüren wie rechts, ob die Spannung im linken Unterschenkel von der im rechten Unterschenkel abweicht, ob

Hier gilt wieder: bei Auftreten einer Schwäche das Limit zu erkennen bzw. neu zu definieren. Eine kleine Stellungsänderung des Fußes kann zu einer erheblichen Erleichterung bei Grenzsituationen führen.

Fehlerhafte Fixpunkte sind hier wieder am deutlichsten zu erkennen.

Es gibt viele Erkrankungen, die im besonderen Maße die Atmung betreffen, z.B. Stoffwechselerkrankungen oder starke degenerative und rheumatische Veränderungen des Brustkorbes und der Wirbelsäule. Hier ist diese Übung besonders angezeigt, um eine verbesserte Mobilität und Aufrichtung sowie einen verbesserten Abtransport von Stoffwechselprodukten zu ermöglichen.

Über den Vergleich werden wieder beide Hirnhemisphären deutlich miteinander verbunden. Durchblutungsverbesserung in den Hemisphären und dem Balkensystem stellen sich ein.

Sollte der linke Fuß aus Gründen der Entlastung von der Wand weg und auf den Boden gestellt worden sein, so ist es von Vorteil, diesen zum Seitenvergleich wieder an die Wand zu stellen, um eine ähnliche Ausgangssituation zu schaffen. Die Wahrnehmung zeigt die Spannung im linken Oberschenkel von der im rechten Oberschenkel abweicht, und ob Sie die Spannung im Bauch, im Rücken und im Nacken auf ein Mindestmaß reduzieren können.

nun deutlich einen Unterschied zwischen dem beübten Bein und dem nicht beübten Bein. Diese Information ist für die Integration im Alltag besonders wichtig. Da wir davon ausgehen, unseren Körper immer gleich gut zu spüren, kommt es hier zu einer neuen Erkenntnis – besonders, wenn nun in symmetrischer Position immer noch asymmetrische Spannungen vorherrschen.

Atmung (3)
Tief durch die Nase einatmen, gegen den Lippenwiderstand ganz ausatmen, nochmals tief durch die Nase einatmen und in Ihrem eigenen Rhythmus staccato vollständig ausatmen, nachatmen, soviel für Sie notwendig ist.

In der Symmetrie sollte die Atmung jetzt freier sein und eine tiefe Atembewegung zulassen. Der geschulte Therapeut findet jetzt sehr schnell eine noch verbleibende Asymmetrie heraus und hat einen neuen Befund.

Ziel 1: Übung 3, rechts
Anweisung (1)
Anschließend wird der Kleinzehenballen deutlich gemacht: Heben Sie zunächst die Ferse, dann den Großzehenballen ab, so dass Sie nur noch auf dem Kleinzehenballen stehen, die Zehen sind locker *(Abb. 8.8)*.

Die Supinationsbewegung mit leichter Plantarflexion wird zu Beginn wieder primitiv ausgeführt, um dann eine differenzierte Haltung über die Peroneusgruppe zu erfahren, die meist in den ersten Sitzungen nur schwer auslösbar ist. Da diese Bewegung unserer natürlichen Fehlhaltung entspricht, wird sie oft zu stark ausgeführt, und die differenzierte Antwort bleibt aus.

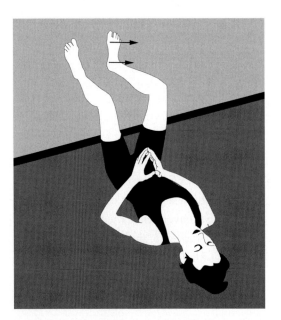

Abb. 8.8
Ziel 1: Übung 3, Anheben Großzehenballen und Ferse.

8.2 Einstellung der unteren Extremität

Spüren (1)
Jetzt spüren Sie nach, ob durch diese Bewegung ein Schmerz, eine Verspannung, ein Ziehen oder eine Enge entsteht, und wo das Limit für diese Bewegung ist.

Das Überschreiten des Limits an dieser Stelle ist sehr häufig. Der Therapeut sollte unter Umständen sogar eine neue Position des Fußes vorgeben, um nur ein Mindestmaß an Supination zuzulassen.

Anweisung (2)
Sie halten die Ferse und den Großzehenballen weiterhin hoch.

Ist der Fuß gut eingestellt, kommt es nun zur differenzierten pronatorischen Stabilisation, die mit der Differenzierung der Außenrotatoren an der Hüfte einhergeht. Das Becken kann sich nun differenziert aufrichten und die Basis für die Weiterleitung auf die Wirbelsäule ist gegeben.

Spüren (2)
und spüren, ob das Limit im Sprunggelenk, im Kniegelenk, in der Hüfte, im Becken, im Rücken, im Bauch oder im Nacken entsteht.

Hier werden die Muskelketten deutlich, die gezielt in dieser Übung arbeiten müssen und eventuell sehr schnell ermüden.

Atmung (1)
Tief durch die Nase einatmen, gegen den Lippenwiderstand ganz ausatmen, nochmals tief durch die Nase einatmen und in Ihrem eigenen Rhythmus staccato vollständig ausatmen, nachatmen, soviel für Sie notwendig ist.

Die Atmung führt nun zur Bewegung des Rumpfes, bei fixiertem Kleinzehenballen, und somit wird der Muskelkette die differenzierte Arbeit entgegengebracht.

zurück (1)
Wenn jetzt ein Schmerz, eine Verspannung oder ein Ziehen zu spüren ist, gehen Sie mit dem Fuß soweit zurück, dass Sie weiterhin auf dem Kleinzehenballen stehen können.

Oft wird das Limit hier überschritten und eine Differenzierung tritt nicht ein, wenn eine starke Supinationsstellung vorherrscht. Der Therapeut sollte eventuell den Fuß in einer mittleren Stellung neu platzieren.

Spannung
Nun spüren Sie der Spannung nach, die entsteht: im rechten Unterschenkel, im rechten

Während des Spürens wird die Spannung die ganze Zeit gehalten. Das Müdewerden einer

Oberschenkel, im Becken, in der Leiste, im Rücken, im Bauch und im Nacken.

Muskelgruppe oder eine Krampftendenz zeigt dem Therapeuten wie dem Patienten genau die Muskelgruppe an, die den Patienten in Dysbalance bringt. Sie zeigt gleichzeitig auf, mit welcher Übung an dieser Schwäche korrigiert werden kann.

Atmung (2)
Tief durch die Nase einatmen, gegen den Lippenwiderstand ganz ausatmen, nochmals tief durch die Nase einatmen und in Ihrem eigenen Rhythmus staccato vollständig ausatmen, nachatmen, soviel für Sie notwendig ist.

Der Patient vergisst häufig in den sehr entspannenden Ausgangsstellungen, in denen die Übungen durchgeführt werden, das Atmen. Die natürliche Atemfrequenz ist meist zu niedrig, um den Sauerstoffbedarf wirklich zu decken. Deshalb wird besonders nach dem Spannungsaufbau die Atmungssequenz benötigt.

zurück (2)
Sie setzen den Großzehenballen und die Ferse wieder ab und vergleichen nun die linke Ferse, Großzehenballen und Kleinzehenballen mit den drei Punkten auf der rechten Seite, mit der bereits geübt wurde.

Das Zurücksetzen und Wiederfinden der Symmetrie wird nun als Erleichterung empfunden und somit mit einem behaglichen Gefühl verbunden.

Seitenvergleich
Sie fragen sich, ob links die drei Punkte ebenso deutlich zu spüren sind wie rechts, ob Sie von Ihrem Körpergewicht links ebensoviel spüren wie rechts, ob die Spannung im linken Unterschenkel von der im rechten Unterschenkel abweicht, ob die Spannung im linken Oberschenkel von der im rechten Oberschenkel abweicht, und ob Sie die Spannung im Bauch, im Rücken und im Nacken auf ein Mindestmaß reduzieren können.

Wieder dient der Seitenvergleich der Durchblutung der Rindenfelder des Kortex und des Balkensystems, sorgt aber auch für die Bewusstmachung der Asymmetrie, die der Körper nun nach circa 12 Minuten Üben erfährt. Das Bestreben, die andere Seite nun auch zu üben, entsteht und setzt sich immer wieder fort. Durch den aufgebauten Halt an den drei Punkten des beübten Fußes und der assoziierten Bewegung auf der Gegenseite, kann sich der Rumpf wesentlich besser entspannen und die Wirbelsäule leichter strecken. Fehlerhafte Fixpunkte, also verbleibende Verspannungen,

8.2 Einstellung der unteren Extremität

Seitenvergleich, Fortsetzung

werden von den Patienten mit einer sehr viel genaueren Wahrnehmung nachempfunden, können dem Therapeuten deutlicher vermittelt werden, und dadurch ist der Schritt, sie zu beheben, schon fast getan.

Atmung (3)
Tief durch die Nase einatmen, gegen den Lippenwiderstand ganz ausatmen, nochmals tief durch die Nase einatmen und in Ihrem eigenen Rhythmus staccato vollständig ausatmen, nachatmen, soviel für Sie notwendig ist.

In der letzten Atmungsphase kann nun hier durch das Angebot der Differenzierung, der klar definierten Fixpunkte, der entspannten Wirbelsäulensituation und der rhythmischen Verstärkung durch die Atmung eine Selbstkorrektur oder eine vom Therapeuten unterstützte Korrektur herbeigeführt werden. Auf Aufforderung des Therapeuten kann jetzt auch die Einatmung im Staccatorhythmus durchgeführt werden.

Was Sie rechts geübt haben, müssen Sie natürlich auch links üben, nun beginnen Sie mit dem linken Fuß. Je nach Gemütlichkeit können Sie den rechten Fuß in eine angenehme Position Ihrer Wahl geben.

Je stärker sich eine asymmetrische Wahrnehmung durch das Üben eingestellt hat, desto wichtiger ist es, die andere Seite zu üben und nicht hier, evtl. aus Zeitmangel, aufzuhören.

Ziel 1: Übung 1, links
(CD 1, Nr. 2)
Anweisung (1)
Um als erstes die Ferse deutlich zu spüren, heben Sie den Vorfuß – also Großzehenballen und Kleinzehenballen – ab und stehen nur auf der Ferse.

Die Abfolge auf der linken Seite entspricht genau der Abfolge auf der rechten Seite, wie sie gerade geübt wurde.

Spüren (1)
Jetzt spüren Sie nach, ob durch diese Bewegung ein Schmerz, eine Verspannung, ein Ziehen oder eine Enge entsteht, und wo diese Art Limit für diese Bewegung ist.

Aus der Analyse würde sich nichts Neues ergeben, wären unsere Strukturen gleich. Da wir als Erwachsene ein Stützbein und ein Spielbein haben, eine Schreibhand und eine Hand für die Grobmotorik, wird sich die zweite Seite komplett anders anfühlen.

Kapitel 8 — Die Autostimulation

Anweisung (2)
Sie halten den Vorfuß weiterhin hoch.

Die Aktivitäten fordern eine andere Muskelkette, und es entsteht Behagen oder Unbehagen, wenn nun unser Stützbein oder unser Spielbein den Fixpunkt aufbauen soll.

Spüren (2)
Sie spüren, ob das Limit im Sprunggelenk, im Kniegelenk, in der Hüfte, im Becken, im Rücken, im Bauch oder im Nacken entsteht.

Da die sichere Seite eine klare Information an die Efferenzkopie gesendet hat, möchte das ZNS die Übung für die schwächere Seite nun mit ähnlichem Komfort ausführen.

Atmung (1)
Tief durch die Nase einatmen, gegen den Lippenwiderstand ganz ausatmen, nochmals tief durch die Nase einatmen und in Ihrem eigenen Rhythmus staccato vollständig ausatmen, nachatmen, soviel für Sie notwendig ist.

Während der Atmung entsteht sogar ein primitiveres Muster, da das ZNS kurzfristig überfordert werden könnte.

zurück (1)
Wenn jetzt ein Schmerz, eine Verspannung oder ein Ziehen zu spüren ist, gehen Sie mit dem Vorfuß soweit zurück, dass Sie den Vorfuß ohne Probleme halten können.

Die deutliche Assistenz des Therapeuten bietet nun dem Patienten die Möglichkeit, dem unsicheren Spielbein ein neues, qualitativ besseres Stützbein anzubieten.

Spannung (1)
Nun spüren Sie der Spannung nach, die entsteht: im linken Unterschenkel, im linken Oberschenkel, im Becken, in der Leiste, im Rücken, im Bauch und im Nacken.

Die Verstärkung der Spannung auf der Spielbeinseite kann eine deutliche Rückrotation, auch innerhalb der Wirbelsegmente nach sich ziehen.

Atmung (2)
Tief durch die Nase einatmen, gegen den Lippenwiderstand ganz ausatmen, nochmals tief durch die Nase einatmen und in Ihrem eigenen Rhythmus staccato vollständig ausatmen, nachatmen, soviel für Sie notwendig ist.

Die Atmung provoziert wieder die Differenzierung und kann somit diese Reaktion noch weiter unterstützen.

8.2 Einstellung der unteren Extremität

zurück (2)
Den Vorfuß setzen Sie wieder ab und vergleichen nun die rechte Ferse mit der linken Ferse, mit der bereits geübt wurde.

Seitenvergleich
Sie fragen sich, ob die rechte Ferse ebenso deutlich zu spüren ist, wie die linke, ob Sie von Ihrem Körpergewicht rechts ebensoviel spüren wie links, ob die Spannung im rechten Unterschenkel von der im linken Unterschenkel abweicht, ob die Spannung im rechten Oberschenkel von der im linken Oberschenkel abweicht, und ob Sie die Spannung im Bauch, im Rücken und im Nacken auf ein Mindestmaß reduzieren können.

Atmung (3)
Tief durch die Nase einatmen, gegen den Lippenwiderstand ganz ausatmen, nochmals tief durch die Nase einatmen und in Ihrem eigenen Rhythmus staccato vollständig ausatmen, nachatmen, soviel für Sie notwendig ist.

Ziel 1: Übung 2, links
Anweisung (1)
Als nächstes wird der Großzehenballen deutlich gemacht.

Die Abfolge setzt sich dann fort wie auf der rechten Seite.

Ziel 1: Übung 3, links
Anweisung (1)
Als nächstes wird der Kleinzehenballen deutlich gemacht.

Die Abfolge setzt sich dann fort wie auf der rechten Seite.

Die jetzt erreichte Symmetrie fühlt sich für den Patienten wesentlich besser an, als nach der Durchführung der ersten Seite.

Für den Patienten, der deutlich besser auf links stehen kann als auf rechts, ist es sinnvoll, die Abfolge der CD eins und zwei zu vertauschen. Die bekanntere Funktion sollte zuerst geübt werden. Oftmals erspürt der Patient diesen Unterschied erst nach der ersten Autostimulation.

Sehr wichtig ist jedoch: ganz gleich wie kurz die Übung für eine Seite ausgefallen ist, sie sollte in der gleichen Länge auch auf der anderen Seite geübt werden. Die Übung eins für rechts und links dauert circa 25 Minuten.

Abschluss der ersten Übungen

Falls Sie bei den Übungen bisher schon deutliche Schwächen, Schmerzen oder Verspannungen spüren, so ist es genug, wenn Sie ca. eine Woche lang die Autostimulation bis hierher verfolgen und erst nächste Woche mit der weiteren Autostimulation fortfahren.

Dosierung

Falls Sie merken, dass Sie auf einer Seite mehr Probleme haben, die drei Punkte deutlich zu spüren, oder dass das Limit viel früher auftritt als auf der anderen Seite, wiederholen Sie nochmals die Autostimulation der schwächeren Seite.

Variationen

Wenn Sie bis hierher noch keine Probleme hatten, können Sie gerne weitermachen, oder wiederholen Sie die Übungen in einer der anderen Ausgangsstellungen.

Ziel 2: Sprunggelenk, Knie, Hüfte

Falls Sie eine gute Kontrolle über die sechs Punkte an Ihren Füßen haben, können Sie auch an dieser Stelle einsetzen, um fortzufahren. Die Bewegungen der Ferse und der Zehengelenke haben Sie erspürt, und somit gehen Sie weiter mit der Bewegung von Sprunggelenken, Knien und Hüften.

Insbesondere hier sollte ein Therapeut die Anleitung assistieren.

Die Wiederholung sollte nicht gleich in der ersten Sitzung erfolgen, da zunächst die Reaktion des Gewebes abgewartet werden muss. Tägliches Üben bedeutet eine mittelstarke Dosierung, spätestens nach drei Tagen sollte die Übung wiederholt werden. So lange braucht das Gewebe, um sich den neuen Anforderungen anzupassen.

Wegen der Länge der Übung ist das direkte Fortsetzen nur sehr selten angebracht, kann aber in manchen Situationen hilfreich sein, besonders, wenn das Limit noch nicht erreicht wurde.

Wegen der Länge der Übungen sollten Anfänger zunächst eine Pause machen und erst am nächsten Tag hier fortfahren.
Die Wahrnehmung wird von distal nach proximal weitergeleitet und die Konzentration immer nur auf einen Bereich gelenkt, um ein optimales Spüren zu gewährleisten. Das heißt: nicht zuviel auf einmal. Zunächst einzelnes Spüren der Gelenke, um später die gesamte Extremität wahrzunehmen.
Sollte sich herausgestellt haben, dass es für den Patienten günstiger ist, mit links anzufangen, so sollte darauf Rücksicht genommen werden.

8.2 Einstellung der unteren Extremität

Ziel 2: Übung 1, rechts
(CD1, Nr. 3)

Erste Anweisung

Sie laufen soweit mit dem Fuß an der Wand oder am Boden nach vorne, wie es Ihnen möglich ist, ohne am Ende den Vorfuß abheben zu müssen. Die Zehen bleiben locker *(Abb. 8.9)*.

Der Fuß wird über die wechselnde Flexions-Extensionsbewegung der Zehen nach oben bewegt, so dass ein kontinuierlicher Kontakt des Fußes zur Wand oder zum Boden besteht. Er fungiert also als ein mobiles Punctum fixum. Es findet eine primitive Gelenkbewegung im oberen und unteren Sprunggelenk statt, die wie aktives Bewegen des Fußes wirkt. Wird der Fuß ganz abgehoben und nach oben platziert, dann fehlt das Bewegen der häufig eingeschränkten Beweglichkeit der Füße, die neue Ausgangsstellung wird nur ungenau gefunden. Außerdem muss das gesamte Gewicht des Beines als langer Hebel an der Wirbelsäule stabilisiert werden, was nicht wünschenswert oder empfehlenswert wäre. Das „Hochlaufen" sollte dem Patienten gezeigt werden oder manuell, passiv-assistiv unterstützt werden. Der Fuß befindet sich nun in einer Plantarflexion (primitive Bewegung des oberen Sprunggelenkes). Das aktuell mögliche Bewegungsausmaß wird ersichtlich und kann über regelmäßiges Üben erweitert werden. Es wird ein genaues Limit vorgegeben. Der Vorfuß darf nicht abheben, um ein Ausweichen in ein Fehlmuster oder das Arbeiten in den Schmerz hinein zu vermeiden. Wird dies nicht beachtet, kann es zum verkrampften Arbeiten der Zehen führen und zu einer Überanstrengung kommen. Es wird ein falsches Muster gebahnt, bzw. es kann nicht zur eigentlichen Umstellung des Musters kommen.

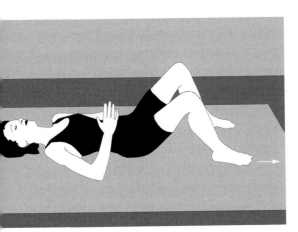

Abb. 8.9
Ziel 2: Übung 1, Laufen nach vorne.

Kapitel 8 Die Autostimulation

Limit

Wenn Sie den Großzehenballen und den Kleinzehenballen nicht mehr spüren, sind Sie über Ihr Limit hinausgegangen. Dies sollte verhindert werden, deshalb kontrollieren Sie, ob Sie mit der Ferse, dem Großzehenballen und dem Kleinzehenballen noch die Wand, bzw. den Boden berühren. Ist dies nicht der Fall, laufen Sie mit dem Fuß wieder soweit zurück, wie es für Sie nötig ist.

Kontrollorgane für das Bewegungslimit sind der Großzehen- und Kleinzehenballen. Bei Kontaktverlust wurde das Limit überschritten. Ich verliere mein Punctum fixum, d.h. ich arbeite nicht innerhalb meiner Möglichkeiten, sondern muss mit Kompensation reagieren, anstatt mein Muster umzustellen. Eine aktive Korrektur zum wirklichen Limit des Fußes hin muss erfolgen oder therapeutisch initiiert werden.

Spüren (1)

Sie spüren nach, ob das Limit im Sprunggelenk, im Kniegelenk, in der Hüfte, im Becken, im Rücken, im Bauch oder im Nacken entsteht.

Der Patient soll nun erkennen, wo in dieser, mit dem Fuß am Limit stehenden, Position im Körper weiterlaufend Probleme oder Fixpunkte entstehen.

Atmung (1)

Tief durch die Nase einatmen, gegen den Lippenwiderstand ganz ausatmen, nochmals tief durch die Nase einatmen und in Ihrem eigenen Rhythmus staccato vollständig ausatmen, nachatmen, soviel für Sie notwendig ist.

Die Funktionen der Atmung, wie Bronchialtoilette und Gewährleistung der nötigen Sauerstoffzufuhr, sind bereits in der vorherigen Übung besprochen worden. Wir wissen, dass bei intensiver Konzentration auf die Übung das Atmen gerne vergessen wird. Die im Körper stattfindenden aktiven Lösungsprozesse, die ausreichend Sauerstoff benötigen, um durchgeführt zu werden, können zusätzlich mit reichlicher Aufnahme von Wasser nach den Übungen unterstützt werden. Die Staccatoatmung fördert auch die Lockerung der Bauchmuskeln. Sie gibt Auskunft, inwieweit die Atmung durchgängig möglich ist oder auf welcher Höhe im Wirbelsäulenbereich eine Blockade vorherrscht, also evt. eine Rippe oder ein Wirbelkörper nicht zentriert steht und Beschwerden verursacht. Hier kann der Therapeut mit einem lösenden DSI unterstützend eingreifen.

8.2 Einstellung der unteren Extremität

Zurück (1)
Wenn jetzt ein Schmerz, eine Verspannung oder ein Ziehen zu spüren ist, gehen Sie mit dem Fuß soweit zurück, dass Sie weiterhin auf dem Fuß ohne Probleme stehen können.

Es erfolgt die Korrektur des Limits innerhalb des Bewegungsmusters der gesamten Extremität. Der Fuß steht zwar in seinem aktuellen Limit, jedoch kann es sein, dass das Bein oder die Wirbelsäule sich nicht über das gegebene Punctum fixum Fuß aufrichten kann, ohne zu dekompensieren. Zeichen der Überforderung sind Schmerz, Verspannung oder Ziehen. Diese sollten vermieden und korrigiert werden, da der Körper nicht mit der gewünschten Korrektur, sondern mit Verstärkung des pathologischen Musters reagiert: das Bewegungsausmaß reduzieren.

Anweisung (2)
Versuchen Sie nun den Druck auf den drei Punkten gleichmäßig zu gestalten, indem Sie den Druck auf dem Vorfuß, Großzehenballen und Kleinzehenballen leicht verstärken und den Druck auf der Ferse leicht wegnehmen.

Die Herstellung einer gleichmäßigen Belastung des Fußes in dieser Position ist außerordentlich wichtig. Die gleichmäßige Belastung provoziert wieder die differenzierte Arbeit, die im Fuß beginnt und bis in den Rumpf weitergeleitet wird, sofern nicht ein unphysiologischer Fixpunkt die Kette unterbricht.

Spannung
Nun spüren Sie der Spannung nach, die entsteht: im rechten Unterschenkel, im rechten Oberschenkel, im Becken, in der Leiste, im Rücken, im Bauch und im Nacken.

Es soll so nachempfunden werden, was sich im Körper verändert, stünde man in dieser Position wirklich auf dem Fuß.

Atmung (2)
Tief durch die Nase einatmen, gegen den Lippenwiderstand ganz ausatmen, nochmals tief durch die Nase einatmen und in Ihrem eigenen Rhythmus staccato vollständig ausatmen, nachatmen, soviel für Sie notwendig ist.

s.o. Atmung 1

Kapitel 8 — Die Autostimulation

zurück (2)

Sie laufen nun mit dem Fuß zurück in die Position, in der Sie die drei Punkte gleichmäßig belastet spüren, und vergleichen das Gewicht auf dem linken Fuß mit dem Gewicht auf dem rechten Fuß, mit dem bereits geübt wurde.

Wieder ist es wichtig, dass der Fuß nicht die Wand verlässt, um ein konstantes Punctum fixum zu gewährleisten. Diesmal übt der Fuß die entgegengesetzte Bewegung zu vorher. Es kann sein, dass der Fuß nicht an die selbe Stelle der Wand zurückgestellt wird, von wo aus die Übung gestartet wurde, da sich durch die Übung das Muster und die Sensibilität am Fuß bereits verbessert hat und nun die gleichmäßige Belastung aller drei Punkte genauer ist. Es wurde eine „neue" Mitte (die aktuelle Zentrierung, die genauere Mitte) erreicht, was das Ziel der Übung war.

Seitenvergleich

Sie fragen sich, ob links die drei Punkte ebenso deutlich zu spüren sind wie rechts, ob Sie von Ihrem Körpergewicht links ebensoviel spüren wie rechts, ob die Spannung im linken Unterschenkel von der im rechten Unterschenkel abweicht, ob die Spannung im linken Oberschenkel von der im rechten Oberschenkel abweicht, und ob Sie die Spannung im Bauch, im Rücken und im Nacken auf ein Mindestmaß reduzieren können.

Nicht nur die Sensibilität hat sich verändert, sondern auch die Motorik, deshalb kann es sein, dass der Fuß sich leichter oder schwerer als der andere anfühlt. Leichter: Die neue Mitte ist genauer, und das Bewegungsmuster kann der Korrektur folgen, so dass weniger Kraftanstrengung benötigt wird, um stehen zu bleiben und die Extremität zu stabilisieren. Schwerer: Der Fuß steht durch die Mobilisation des Fußgewölbes planer und gleichmäßiger auf, hat somit mehr Fläche jedoch weniger primäre Spannung. Er wird somit deutlicher und schwerer wahrgenommen, da er besser abgestellt wird und jetzt auch Gewicht vom Bein übernehmen kann.

Atmung

Tief durch die Nase einatmen, gegen den Lippenwiderstand ganz ausatmen, nochmals tief durch die Nase einatmen und in Ihrem eigenen Rhythmus staccato vollständig ausatmen, nachatmen, soviel für Sie notwendig ist.

s.o.

Ziel 2: Übung 2, rechts

Erste Anweisung

Sie laufen nun soweit mit dem Fuß an der Wand oder am Boden nach hinten, wie es Ihnen möglich ist, ohne die Ferse abheben zu müssen. Die Zehen bleiben locker.

Limit

Wenn Sie die Ferse nicht mehr spüren, sind Sie über Ihr Limit hinausgegangen. Dies sollte verhindert werden, deshalb kontrollieren Sie, ob Sie mit der Ferse, dem Großzehenballen und dem Kleinzehenballen noch die Wand, bzw. den Boden berühren. Ist dies nicht der Fall, laufen Sie mit dem Fuß wieder soweit nach vorne, wie es für Sie nötig ist *(Abb. 8.10)*.

Spüren (1)

Sie spüren nach, ob das Limit im Sprunggelenk, im Kniegelenk, in der Hüfte, im Becken, im Rücken, im Bauch oder im Nacken entsteht.

Atmung (1)

Tief durch die Nase einatmen, gegen den Lippenwiderstand ganz ausatmen, nochmals tief durch die Nase einatmen und in Ihrem eigenen Rhythmus staccato vollständig ausatmen, nachatmen, soviel für Sie notwendig ist.

Der Fuß wird über die wechselnde Flexions-Extensionsbewegung der Zehen nach unten/hinten bewegt. Der Fuß steht nun in Dorsalextension an der Wand oder auf dem Boden. Die primitive Bewegung im oberen Sprunggelenk, die bei fast allen Patienten eingeschränkt ist, kann für viele Stürze einen auslösenden Faktor darstellen.

Wieder soll der Patient sein Limit wahrnehmen und könnte zum Beispiel ein Zeichen an der Wand befestigen, an dem er täglich seine Bewegungszunahme feststellen kann.

Wenn ein freies Atmen nicht möglich ist, wurde das Limit meist überschritten, besonders in dieser Funktion der Dorsalextension.

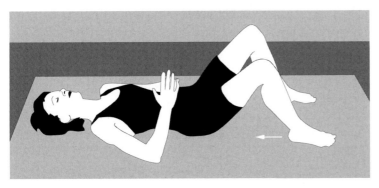

Abb. 8.10
Ziel 2: Übung 2, Laufen nach hinten.

zurück (1)
Wenn jetzt ein Schmerz, eine Verspannung oder ein Ziehen zu spüren ist, gehen Sie mit dem Fuß soweit nach vorne, dass Sie weiterhin auf dem Fuß ohne Probleme stehen können.

Auch hier muss das Limit neu eingestellt werden, um ein optimales Üben zu ermöglichen.

Anweisung (2)
Versuchen Sie nun, den Druck auf den drei Punkten gleichmäßig zu gestalten, indem Sie den Druck auf dem Vorfuß, Großzehenballen und Kleinzehenballen leicht reduzieren und den Druck auf der Ferse leicht verstärken.

Der Druckausgleich auf den drei Punkten, bietet der Muskelkette erneut die Möglichkeit zur Differenzierung. Wenn der Patient nur fest gegen die Wand tritt, sollte der Therapeut gleich einschreiten und korrigierend einwirken, da eine Umstellung des Musters dann nicht mehr stattfindet.

Spannung
Nun spüren Sie der Spannung nach, die entsteht: im rechten Unterschenkel, im rechten Oberschenkel, im Becken, in der Leiste, im Rücken, im Bauch und im Nacken.

Die gehaltene Spannung sorgt jetzt wieder zur Wahrnehmung der arbeitenden Muskelkette und deren eventuellen Schwächen.

Atmung (2)
Tief durch die Nase einatmen, gegen den Lippenwiderstand ganz ausatmen, nochmals tief durch die Nase einatmen und in Ihrem eigenen Rhythmus staccato vollständig ausatmen, nachatmen, soviel für Sie notwendig ist.

Durch die Atmung kommt der Rumpf der Extremität entgegen, die Differenzierung kann sich noch leichter einstellen.

zurück (2)
Sie laufen nun mit dem Fuß zurück in die Position, in der Sie die drei Punkte gleichmäßig belastet spüren und vergleichen das Gewicht auf dem linken Fuß mit dem Gewicht auf dem rechten Fuß, mit dem bereits geübt wurde.

Die jetzt eingenommene Mittelposition ist nicht die selbe wie die Ausgangsstellung. Durch das Einstellen der Muskelketten kommt es zu einer Harmonisierung der Gegenspannungen. Die Mitte wird jetzt leichter gefunden.

8.2 Einstellung der unteren Extremität

Seitenvergleich

Sie fragen sich, ob links die drei Punkte ebenso deutlich zu spüren sind wie rechts, ob Sie von Ihrem Körpergewicht links ebensoviel spüren wie rechts, ob die Spannung im linken Unterschenkel von der im rechten Unterschenkel abweicht und ob Sie die Spannung im Bauch, im Rücken und im Nacken auf ein Mindestmaß reduzieren können.

Der Seitenvergleich zeigt sich wieder in einer deutlich asymmetrischen Form, was in dieser Übungssequenz auch erwünscht ist.

Atmung (3)

Tief durch die Nase einatmen, gegen den Lippenwiderstand ganz ausatmen, nochmals tief durch die Nase einatmen und in Ihrem eigenen Rhythmus staccato vollständig ausatmen, nachatmen, soviel für Sie notwendig ist.

Durch die intensive Atmung und Bewegung des Rumpfes bei deutlich stabilem Fixpunkt des Fußes kann hier ein Ausgleich der Muskelspannung oder eine Korrektur, eventuell auch mit Hilfe des Therapeuten herbeigeführt werde.

Ziel 2: Übung 3, rechts

Anweisung (1)

Sie laufen nun soweit mit dem Fuß an der Wand oder am Boden nach rechts, wie es Ihnen möglich ist, ohne die Kleinzehenballen abheben zu müssen. Die Zehen bleiben locker *(Abb. 8.11)*.

Wieder wird der Fuß ohne Kontaktverlust an der Wand oder am Boden in eine neue Position bewegt. Dies wird über die aktive Pronationsbewegung im Fuß mit Punctum fixum an der Ferse und deren anschließendes exzentrisches Nachlassen über das Punctum fixum an den Zehen erreicht. Der Fuß steht nun in Supination. Das Gesamtmuster des Beines ist: Supination mit Außenrotation des Unterschenkels bei Innenrotation des Oberschenkels und gleichzeitiger Flexion der Hüfte.

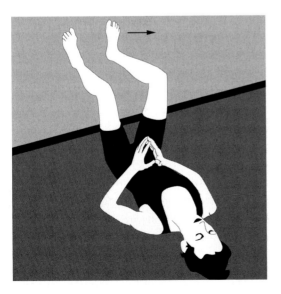

Abb. 8.11
Ziel 2: Übung 3, Laufen nach außen.

Kapitel 8   Die Autostimulation

Limit

Wenn Sie den Kleinzehenballen nicht mehr spüren, sind Sie über Ihr Limit hinausgegangen. Kontrollieren Sie, ob Sie mit der Ferse, dem Großzehenballen und dem Kleinzehenballen noch die Wand, bzw. den Boden berühren. Ist dies nicht der Fall, laufen Sie mit dem Fuß wieder soweit nach links, wie es für Sie nötig ist.

Für jeden Patienten gilt hier, nicht zu schnell und zu weit das Limit suchen, da besonders in der Hüfte eine starke Vordehnung entsteht, die zunächst unerheblich zu sein scheint, aber später Probleme verursachen kann.

Spüren (1)

Sie spüren nach, ob das Limit im Sprunggelenk, im Kniegelenk, in der Hüfte, im Becken, im Rücken, im Bauch oder im Nacken entsteht.

Oft können die Patienten an dieser Stelle bereits Asymmetrien im Becken, im Rumpf und im Nacken wahrnehmen. Eine Ausweichbewegung, die vom Bewegungsausmaß der Hüfte gefordert wird, dem aber nicht nachgekommen werden kann.

Atmung (1)

Tief durch die Nase einatmen, gegen den Lippenwiderstand ganz ausatmen, nochmals tief durch die Nase einatmen und in Ihrem eigenen Rhythmus staccato vollständig ausatmen, nachatmen, soviel für Sie notwendig ist.

Durch die Atmung entspannt sich der Rumpf und das Becken und somit stellt sich eine differenzierte Bewegungserweiterung für die Gelenke ein. Hier besonders für das Hüftgelenk.

zurück (1)

Wenn jetzt ein Schmerz, eine Verspannung oder ein Ziehen zu spüren ist, gehen Sie mit dem Fuß soweit nach links, dass Sie weiterhin auf dem Fuß ohne Probleme stehen können.

Diese Bewegungserweiterung ist abhängig von der genauen Einstellung des Limits.

Anweisung (2)

Versuchen Sie nun, den Druck auf den drei Punkten gleichmäßig zu gestalten, indem Sie den Druck auf dem Kleinzehenballen verstärken und den Druck auf dem Großzehenballen leicht reduzieren.

Durch das Ausgleichen des Drucks an den drei Punkten des Fußes wird die Differenzierung der Muskelkette provoziert, die über die Peroneusgruppe genauso arbeiten muss wie über die mediale Fußseite. Die Wirkrichtung der Differenzierung provoziert nun eine

8.2 Einstellung der unteren Extremität

Anweisung (2), Fortsetzung

Innenrotation im Unterschenkel und eine Außenrotation im Oberschenkel bei starkem Aufrichtungsimpuls für das Becken. Es bildet sich ein symmetrisches Fundament zur Extension der Wirbelsäule.

Spannung
Nun spüren Sie der Spannung nach, die entsteht: im rechten Unterschenkel, im rechten Oberschenkel, im Becken, in der Leiste, im Rücken, im Bauch und im Nacken.

Die andauernde Spannung verdeutlicht dem Patienten die arbeitenden Muskelketten und zeigt die eventuell auftretenden Schwächen.

Atmung (2)
Tief durch die Nase einatmen, gegen den Lippenwiderstand ganz ausatmen, nochmals tief durch die Nase einatmen und in Ihrem eigenen Rhythmus staccato vollständig ausatmen, nachatmen, soviel für Sie notwendig ist.

Der Bewegung des Rumpfes folgend wird die Muskulatur jetzt in die Differenzierung provoziert und somit kommt eine neue Information zum ZNS.

zurück (2)
Sie laufen nun mit dem Fuß zurück in die Position, in der Sie die drei Punkte gleichmäßig belastet spüren und vergleichen das Gewicht auf dem linken Fuß mit dem Gewicht auf dem rechten Fuß, mit dem bereits geübt wurde.

Die jetzt gefundene Mitte ist wieder anders als die Ausgangsstellung. Der Patient nähert sich immer mehr der Zentrierung seiner Gelenke.

Seitenvergleich
Sie fragen sich, ob links die drei Punkte ebenso deutlich zu spüren sind wie rechts, ob Sie von Ihrem Körpergewicht links ebensoviel spüren wie rechts, ob die Spannung im linken Unterschenkel von der im rechten Unterschenkel abweicht, ob die Spannung im linken Oberschenkel von der im rechten Oberschenkel abweicht und ob Sie die Spannung im Bauch, im Rücken und im Nacken auf ein Mindestmaß reduzieren können.

Im Seitenvergleich wird dem Patienten immer deutlicher, dass er sich in einer asymmetrischen Spannung befindet, die ihn jetzt schon für das Üben der Gegenseite motiviert.

Atmung (3)
Tief durch die Nase einatmen, gegen den Lippenwiderstand ganz ausatmen, nochmals tief durch die Nase einatmen und in Ihrem eigenen Rhythmus staccato vollständig ausatmen, nachatmen, soviel für Sie notwendig ist.

Die Atmung in Symmetrie kann jetzt diese asymmetrische Spannung reduzieren und wieder eine Erweiterung der Korrektur für den Rumpf darstellen.

Ziel 2: Übung 4, rechts

Anweisung (1)
Sie laufen nun soweit mit dem Fuß an der Wand oder am Boden nach links, wie es Ihnen möglich ist, ohne den Großzehenballen abheben zu müssen. Die Zehen bleiben locker *(Abb. 8.12)*.

Der Fuß wird über die aktive Supination mit Punctum fixum an der Ferse und der anschließenden exzentrischen Bewegung mit Punktum fixum an den Zehen nach links bewegt. Dort steht der Fuß in einer Pronation. Das Gesamtmuster des Beines ist: Pronation mit Innenrotation des Unterschenkels und Außenrotation des Oberschenkels bei Flexion in der Hüfte.

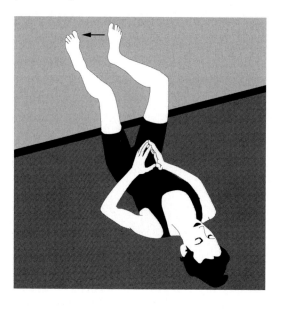

Abb. 8.12
Ziel 2: Übung 4, Laufen nach innen.

Limit
Wenn Sie den Großzehenballen nicht mehr spüren, sind Sie über Ihr Limit hinausgegangen. Kontrollieren Sie, ob Sie mit der Ferse, dem Großzehenballen und dem Kleinzehenballen noch die Wand, bzw. den Boden berühren. Ist dies nicht der Fall, laufen Sie mit dem Fuß wieder soweit nach rechts, wie es für Sie nötig ist.

Auch hier wird das Limit, speziell im oberen Sprunggelenk schnell unterschätzt und eine Überforderung der Außenrotation der Hüfte ist nicht selten. Diese Limits müssen genau gesucht werden, da sonst eine Differenzierung nicht stattfinden kann.

8.2 Einstellung der unteren Extremität

Spüren (1)
Sie spüren nach, ob das Limit im Sprunggelenk, im Kniegelenk, in der Hüfte, im Becken, im Rücken, im Bauch oder im Nacken entsteht.

Das Limit wird in der Hüfte schneller registriert als im Fuß, ist aber in der Hüfte sehr viel schneller schmerzhaft und zeigt hier eine erhöhte Krampftendenz.

Atmung (1)
Tief durch die Nase einatmen, gegen den Lippenwiderstand ganz ausatmen, nochmals tief durch die Nase einatmen und in Ihrem eigenen Rhythmus staccato vollständig ausatmen, nachatmen, soviel für Sie notwendig ist.

Durch die Atmung und die dadurch geforderte Bewegung des Rumpfes, kann der proximale Anteil (Becken) bei distalem Punctum fixum (Fuß) nachgeben. Es stellt sich eine bewegungserweiternde Korrektur ein.

zurück (1)
Wenn jetzt ein Schmerz, eine Verspannung oder ein Ziehen zu spüren ist, gehen Sie mit dem Fuß soweit nach rechts, dass Sie weiterhin auf dem Fuß ohne Probleme stehen können.

Wurde das Limit überschritten, bleibt diese Reaktion aus, und es muss erneut eingestellt werden.

Anweisung (2)
Versuchen Sie nun, den Druck auf den drei Punkten gleichmäßig zu gestalten, indem Sie den Druck auf den Großzehenballen verstärken und den Druck auf den Kleinzehenballen leicht reduzieren.

Durch die Aufforderung, den Druck gleichmäßig zu gestalten, entsteht erneut ein Differenzierungsauftrag für die Muskelketten. Wieder ist es besonders die Peroneusgruppe, die zur Differenzierung provoziert wird. Der differenzierte Muskelzug arbeitet in Pronation mit Innenrotation im Unterschenkel und Außenrotation im Oberschenkel bei Aufrichtung des Beckens und der Wirbelsäule.

Spannung
Nun spüren Sie der Spannung nach, die entsteht: im rechten Unterschenkel, im rechten Oberschenkel, im Becken, in der Leiste, im Rücken, im Bauch und im Nacken.

Die anhaltende Spannung macht eventuelle Schwächen deutlich und zeigt die Übung auf, mit der sie behandelt werden können.

Atmung (2)

Tief durch die Nase einatmen, gegen den Lippenwiderstand ganz ausatmen, nochmals tief durch die Nase einatmen und in Ihrem eigenen Rhythmus staccato vollständig ausatmen, nachatmen, soviel für Sie notwendig ist.

Die intensive Atmung führt zur weiteren Differenzierung und löst die Rumpfspannung.

Zurück (2)

Sie laufen nun mit dem Fuß zurück in die Position, in der Sie die drei Punkte gleichmäßig belastet spüren und vergleichen das Gewicht auf dem linken Fuß mit dem Gewicht auf dem rechten Fuß, mit dem bereits geübt wurde.

Die jetzt gefundene Mittelposition mag wohl die sein, die dem Ideal am Nächsten kommt. Diese Position sollte nun völlig gelöst, ohne jegliche Anstrengung gehalten werden können und die Belastung aller drei Punkte an diesem Fuß ermöglichen.

Seitenvergleich

Sie fragen sich, ob links die drei Punkte ebenso deutlich zu spüren sind wie rechts, ob Sie von Ihrem Körpergewicht links ebensoviel spüren wie rechts, ob die Spannung im linken Unterschenkel von der im rechten Unterschenkel abweicht, ob die Spannung im linken Oberschenkel von der im rechten Oberschenkel abweicht und ob Sie die Spannung im Bauch, im Rücken und im Nacken auf ein Mindestmaß reduzieren können.

Der abschließende Seitenvergleich kann nun wieder genutzt werden, um noch erhaltene Restspannungen zu erkennen, die ein symmetrisches Liegen immer noch verhindern.

Atmung (3)

Tief durch die Nase einatmen, gegen den Lippenwiderstand ganz ausatmen, nochmals tief durch die Nase einatmen und in Ihrem eigenen Rhythmus staccato vollständig ausatmen, nachatmen, soviel für Sie notwendig ist.

Während der abschließenden Atmung kann der Patient eventuell mit Hilfe des Therapeuten seine noch vorhandene Blockade selbst auflösen und somit die Korrektur der Wirbelsäule vervollständigen.

Was Sie rechts geübt haben, müssen Sie natürlich auch links üben.

Es ist wichtig, ebenso mit der anderen Seite zu üben, auch wenn sie keinen primären Befund zeigt, denn durch das Üben mit nur einer Seite kann es zu einem Ungleichge-

Atmung (3), Fortsetzung

wicht kommen, bzw. der Patient sich zumindest direkt nach dem Üben asymmetrisch fühlen, was nicht im Sinne der Übung wäre. Zudem ist es wichtig, eine weiterlaufende Korrektur für den Rumpf auch von der anderen Extremität auszulösen.

Ziel 2: Übung 1, links
(CD 1, Nr. 4)
Jetzt beginnen Sie mit dem linken Fuß. Je nach Beschwerden oder Gemütlichkeit können Sie den rechten Fuß in eine angenehme Position Ihrer Wahl geben.

Aufgrund der Länge der Übung sollte das Gewebe nicht überstrapaziert werden, deshalb kann der nicht aktive Fuß auch von der Wand weg auf den Boden aufgestellt werden. Ein Üben ist in dieser Position genauso möglich, jedoch nicht genauso effektiv. Trotzdem ist es besser, eine Überforderung zu vermeiden und lieber in abgewandelter Position zu üben. Differenzierung kann nicht in einer Stresssituation des Gewebes stattfinden.

Anweisung (1)
Sie laufen nun soweit mit dem Fuß an der Wand oder am Boden nach vorne, wie es Ihnen möglich ist, ohne die Zehen abheben zu müssen. Die Zehen bleiben locker. Wenn Sie die Zehen nicht mehr spüren, sind Sie über Ihr Limit hinausgegangen. Kontrollieren Sie, ob Sie mit der Ferse, dem Großzehenballen und dem Kleinzehenballen noch die Wand, bzw. den Boden berühren. Ist dies nicht der Fall, laufen Sie mit dem Fuß wieder soweit nach hinten, wie es für Sie nötig ist.

Damit die Abfolge nicht außer Acht gelassen wird, sind hier die Anweisungen zur linken Seite nochmals aufgezählt.

Ziel 2: Übung 2, links
Anweisung (1)
Sie laufen nun soweit mit dem Fuß an der Wand oder am Boden nach hinten, wie es Ihnen möglich ist, ohne die Ferse abheben zu

müssen. Die Zehen bleiben locker. Wenn Sie die Ferse nicht mehr spüren, sind Sie über Ihr Limit hinausgegangen. Kontrollieren Sie, ob Sie mit der Ferse, dem Großzehenballen und dem Kleinzehenballen noch die Wand, bzw. den Boden berühren. Ist dies nicht der Fall, laufen Sie mit dem Fuß wieder soweit nach vorne, wie es für Sie nötig ist.

Ziel 2: Übung 3, links
Anweisung (1)
Sie laufen nun soweit mit dem Fuß an der Wand oder am Boden nach links, wie es ihnen möglich ist, ohne die Kleinzehenballen abheben zu müssen. Die Zehen bleiben locker.

Innenrotation Hüfte

Ziel 2: Übung 4, links,
Anweisung (1)
Sie laufen nun soweit mit dem Fuß an der Wand oder am Boden nach rechts, wie es Ihnen möglich ist, ohne den Großzehenballen abheben zu müssen. Die Zehen bleiben locker. Wenn Sie den Großzehenballen nicht mehr spüren, sind Sie über Ihr Limit hinaus gegangen. Kontrollieren Sie, ob Sie mit der Ferse, dem Großzehenballen und dem Kleinzehenballen noch die Wand, bzw. den Boden berühren. Ist dies nicht der Fall, laufen Sie mit dem Fuß wieder soweit nach links, wie es für Sie nötig ist.

Außenrotation Hüfte

Abschluss der Übungen
Falls Sie bei den Übungen bisher schon deutliche Schwächen, Schmerzen oder Verspannungen spüren, so ist es genug, wenn Sie ca. eine Woche die Autostimulation bis hierher verfolgen und erst in der nächsten Woche mit der weiteren Autostimulation fortfahren.

Wieder sollte jetzt eine Pause eingelegt werden. Diese Übungen dauern circa 35 Minuten und wirken zwei bis drei Tage am Gewebe. Tägliches Üben bedeutet eine mittlere Dosierung.

8.2 Einstellung der unteren Extremität

Dosierung

Falls Sie merken, dass Sie auf einer Seite größere Probleme haben, die drei Punkte deutlich zu spüren, oder das Limit viel früher auftritt als auf der anderen Seite, wiederholen Sie die Autostimulation der schwächeren Seite.

Variationen

Wenn Sie bis hierher noch keine Probleme hatten, können Sie auch an dieser Stelle einsetzen und fortfahren.

Ziel 3: Bewegungsumkehr

Die Bewegungen der Sprunggelenke, Knie und Hüften sind erfahren, somit gehen Sie weiter mit der Umkehr der Bewegung.

Diese letzte Übungsreihe geht nun direkt auf die Muskelfunktionsdifferenzierung ein. Die Übung fordert die aktive Differenzierung. Punctum mobile des Knies bei Punctum fixum Fuß.

Ziel 3: Übung 1, rechts

(CD 1, Nr. 5)

Wieder beginnen Sie mit dem rechten Fuß. Der Fuß bleibt an der Stelle der Wand stehen, an der Sie am leichtesten alle drei Punkte, Ferse, Großzehenballen und Kleinzehenballen an der Wand oder am Boden spüren können. Die Zehen bleiben locker.

s.o.

Die drei Punkte am Fuß sollen nun, wie aus den Vorübungen gelernt, als Fixpunkte eingestellt werden.

Anweisung (1)

Bewegen Sie nun das rechte Knie soweit nach links, wie es Ihnen möglich ist, ohne den Kleinzehenballen abheben zu müssen. Die Zehen bleiben locker *(Abb. 8.13)*.

Die Bewegung nach medial erscheint wesentlich leichter als die Bewegung nach lateral. Sie verstärkt das primitive Muster und sollte sorgfältig an das Limit geführt werden.

Limit

Wenn Sie den Kleinzehenballen nicht mehr spüren, sind Sie über Ihr Limit hinaus gegangen. Kontrollieren Sie, ob Sie mit der Ferse,

Es geschieht sehr selten, dass der Kleinzehenballen wirklich abhebt.

dem Großzehenballen und dem Kleinzehenballen noch die Wand, bzw. den Boden berühren. Ist dies nicht der Fall, bewegen Sie das Knie wieder soweit nach rechts, wie es für Sie nötig ist.

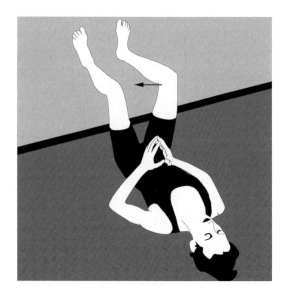

Abb. 8.13
Ziel 3: Übung 1, Knie nach innen.

Spüren (1)
Sie spüren nach, ob das Limit im Sprunggelenk, im Kniegelenk, in der Hüfte, im Becken, im Rücken, im Bauch oder im Nacken entsteht.

Das Limit wird bei dieser Übung häufig übergangen, da die Bewegung des Knies nach medial häufig einen sehr großen Bewegungsradius aufweist.

Atmung (1)
Tief durch die Nase einatmen, gegen den Lippenwiderstand ganz ausatmen, nochmals tief durch die Nase einatmen und in Ihrem eigenen Rhythmus staccato vollständig ausatmen, nachatmen, soviel für Sie notwendig ist.

Die Atmung verhilft jetzt wieder der Differenzierung und richtet das Bein fast selbständig auf.

zurück (1)
Wenn jetzt ein Schmerz, eine Verspannung oder ein Ziehen zu spüren ist, gehen Sie mit dem Knie soweit zurück, dass Sie weiterhin auf dem Fuß ohne Probleme stehen können.

Bei Beschwerden im Kniebereich sollte diese Übung nicht bis zum Limit geführt werden. Mit Hilfe des Therapeuten kann hier gemeinsam das Limit eingestellt werden.

Anweisung (2)
Versuchen Sie nun, den Druck auf den drei Punkten gleichmäßig zu gestalten, indem Sie den Druck auf den Kleinzehenballen leicht verstärken und den Druck auf den Großzehenballen leicht reduzieren.

Die Spannungserhöhung auf dem Kleinzehenballen führt zu einer differenzierten Rückbewegung des Knies und somit zur zentrierten, mittleren Einstellung des Kniegelenks.

8.2 Einstellung der unteren Extremität

Spannung
Nun spüren Sie der Spannung nach, die entsteht: im rechten Unterschenkel, im rechten Oberschenkel, im Becken, in der Leiste, im Rücken, im Bauch und im Nacken.

Die Erfahrung, diese differenzierte Spannung wahrzunehmen, verhilft dazu, später diese Differenzierung selbst abzurufen.

Atmung (2)
Tief durch die Nase einatmen, gegen den Lippenwiderstand ganz ausatmen, nochmals tief durch die Nase einatmen und in Ihrem eigenen Rhythmus staccato vollständig ausatmen, nachatmen, soviel für Sie notwendig ist.

zurück (2)
Das Knie führen Sie wieder zur Position zurück, in der Sie die drei Punkte gleichmäßig belastet spüren und vergleichen das Gewicht auf dem linken Fuß mit dem Gewicht auf dem rechten Fuß, mit dem bereits geübt wurde.

Der Rückweg ist fast immer schon während der Differenzierung abgelaufen.

Seitenvergleich
Sie fragen sich, ob links die drei Punkte ebenso deutlich zu spüren sind wie rechts, ob Sie von Ihrem Körpergewicht links ebensoviel spüren wie rechts, ob die Spannung im linken Unterschenkel von der im rechten Unterschenkel abweicht, ob die Spannung im linken Oberschenkel von der im rechten Oberschenkel abweicht und ob Sie die Spannung im Bauch, im Rücken und im Nacken auf ein Mindestmaß reduzieren können.

Nach dieser Übung kann man einen deutlichen Unterschied zwischen den beiden Knien feststellen. Das geübte Knie erfährt eine große Bewegungsfreiheit und gemeinsam mit der erweiterten Bewegung aus den Sprunggelenken, hat das gesamte Bein ein höheres Maß an koordinativer Freiheit, auf entsprechende Anforderungen aus dem Alltag entsprechend zu reagieren.

Atmung (3)
Tief durch die Nase einatmen, gegen den Lippenwiderstand ganz ausatmen, nochmals tief durch die Nase einatmen und in Ihrem eigenen Rhythmus staccato vollständig ausatmen, nachatmen, soviel für Sie notwendig ist.

Die Atmung verstärkt nun den differenzierten Halt bei mobilem Rumpf.

Ziel 3: Übung 2, rechts

Anweisung (1)

Bewegen Sie nun das rechte Knie soweit nach rechts, wie es Ihnen möglich ist, ohne den Großzehenballen abzuheben *(Abb. 8.14)*.

Das Knie wird nach lateral bewegt, ohne dass sich der Großzehenballen abheben muss. Der Großzehenballen muss hier als Fixpunkt für den Ansatz des Musculus peroneus longus (Steigbügelmuskel) dienen.

Limit

Wenn Sie den Großzehenballen und den Kleinzehenballen nicht mehr spüren, sind Sie über Ihr Limit hinausgegangen. Dies sollte verhindert werden, deshalb kontrollieren Sie, ob Sie mit der Ferse, dem Großzehenballen und dem Kleinzehenballen noch die Wand, bzw. den Boden berühren. Ist dies nicht der Fall, holen Sie das Knie wieder ein wenig zurück, wie es für Sie nötig ist.

Hebt der Großzehenballen ab, stellt sich keine Differenzierung der Peroneusgruppe ein.

Spüren (1)

Sie spüren nach, ob das Limit im Sprunggelenk, im Kniegelenk, in der Hüfte, im Becken, im Rücken, im Bauch oder im Nacken entsteht.

Es ist anfänglich schwierig, eine Wahrnehmung zu entwickeln, da das Zielgefühl, wie fühlt sich Differenzierung an, zunächst erlernt werden muss.

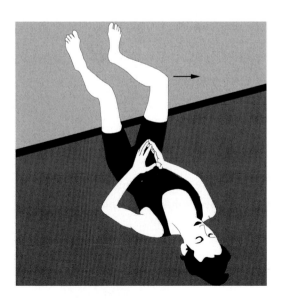

Abb. 8.14
Ziel 3: Übung 2, Knie nach außen.

8.2 Einstellung der unteren Extremität

Atmung (1)
Tief durch die Nase einatmen, gegen den Lippenwiderstand ganz ausatmen, nochmals tief durch die Nase einatmen und in Ihrem eigenen Rhythmus staccato vollständig ausatmen, nachatmen, soviel für Sie notwendig ist.

Die Atmungsbewegung des Rumpfes lockert die Situation auf und die Differenzierung tritt zufällig ein.

zurück (1)
Wenn jetzt ein Schmerz, eine Verspannung oder ein Ziehen zu spüren ist, gehen Sie mit dem Knie soweit zurück, dass Sie weiterhin auf dem Fuß ohne Probleme stehen können.

Ist das Limit überschritten, kann die Differenzierung natürlich nicht eintreten.

Anweisung (2)
Versuchen Sie nun, den Druck auf den drei Punkten gleichmäßig zu gestalten, indem Sie den Druck auf dem Großzehenballen leicht verstärken und den Druck auf den Kleinzehenballen leicht reduzieren.

Durch die Verstärkung des Druckes auf dem Großzehenballen wird der Fixpunkt wieder aufgebaut, jedoch wird der Druck auch schnell zu groß, und das primitive Muster der Adduktion des Knies versucht, sich durchzusetzen.

Spannung
Nun spüren Sie der Spannung nach, die entsteht: im rechten Unterschenkel, im rechten Oberschenkel, im Becken, in der Leiste, im Rücken im Bauch und im Nacken.

Wird die Differenzierung erreicht und gehalten, so kann dem ZNS eine völlig neue Erfahrung vermittelt werden, und der Zugang zur Differenzierung wird zukünftig erleichtert.

Atmung (2)
Tief durch die Nase einatmen, gegen den Lippenwiderstand ganz ausatmen, nochmals tief durch die Nase einatmen und in Ihrem eigenen Rhythmus staccato vollständig ausatmen, nachatmen, soviel für Sie notwendig ist.

Die Atmung fördert zwar die Differenzierung, kann aber in diesem Falle schnell zur Aufgabe der Differenzierung führen, da es noch an Konzentration fehlt.

zurück (2)
Das Knie führen Sie wieder zur Position zurück, in der Sie die drei Punkte gleichmäßig belasten spüren und vergleichen das Gewicht auf dem linken Fuß mit dem Gewicht auf dem rechten Fuß, mit dem bereits geübt wurde.

Bei der Rückführung des Knies kommt es zur Korrektur im oberen und unteren Sprunggelenk. Der Musculus abductor hallucis hatte Gelegenheit, seine Arbeit aufzunehmen, und die Restspannung richtet den Fuß differenziert von medial auf.

Kapitel 8 Die Autostimulation

Seitenvergleich
Sie fragen sich, ob links die drei Punkte ebenso deutlich zu spüren sind wie rechts, ob Sie von Ihrem Körpergewicht links ebensoviel spüren wie rechts, ob die Spannung im linken Unterschenkel von der im rechten Unterschenkel abweicht, ob die Spannung im linken Oberschenkel von der im rechten Oberschenkel abweicht, und ob Sie die Spannung im Bauch, im Rücken und im Nacken auf ein Mindestmaß reduzieren können.

Bleibt nun der Großzeh in Längsachse des Fußes stehen so kann man ein Faszikulieren des Musculus abductor hallucis auf der geübten Seite fühlen.

Atmung (3)
Tief durch die Nase einatmen, gegen den Lippenwiderstand ganz ausatmen, nochmals tief durch die Nase einatmen und in Ihrem eigenen Rhythmus staccato vollständig ausatmen, nachatmen, soviel für Sie notwendig ist.

Die differenzierte Aufrichtung jetzt zu halten erscheint wesentlich leichter, obwohl auch jetzt die Konzentration intensiv benötigt wird.

Ziel 3: Übung 1, links
(CD 1, Nr. 6)
Was Sie rechts geübt haben, müssen Sie natürlich auch links üben.

Genau wie bei den Übungen vorher muss die zweite Seite komplett geübt werden, auch wenn hier keine Beschwerden vorliegen. Das Hinterhauptsbein als Stützbein sollte diese Übung genauso beherrschen wie das Gesichtsbein als Spielbein.

Jetzt beginnen Sie mit dem linken Fuß. Je nach Beschwerden oder Gemütlichkeit können Sie den rechten Fuß in eine angenehme Position Ihrer Wahl geben.

Das Vermögen, diese Übung durchzuführen, ist besonders unterschiedlich. Häufig bedarf es zwei bis drei Sitzungen, bis auch das zweite Bein diese hohe Form der Differenzierung ausführen kann.

Anweisung (1)
Bewegen Sie nun das linke Knie soweit nach rechts, wie es ihnen möglich ist, ohne den Kleinzehenballen abheben zu müssen. Die Zehen bleiben locker.

Medial Bewegen des linken Knies.

Teil 3: Übung 2, links

Erste Anweisung

Bewegen Sie nun das linke Knie soweit nach links, wie es Ihnen möglich ist, ohne den Großzehenballen abheben zu müssen. Die Zehen bleiben locker.

Beendigung der Autostimulation der unteren Extremität in Rückenlage

Wenn Sie jetzt aus dieser Position aufstehen möchten, dann strecken Sie sich, atmen noch einmal tief durch und üben kurz die Bewegungen der Füße mit offenen Augen. Ihr Kreislauf wird dadurch stabil. Sie testen am Ende, ob Sie nun auch im Stehen die drei Punkte – Ferse Großzehenballen, Kleinzehenballen – gleichmäßig belasten.

Variationen

Diese Übung im Stehen lässt sich an einer roten Ampel, im Geschäft in der Schlange oder an der Bushaltestelle leicht durchführen, sodass Sie Ihr Übungsangebot auf den ganzen Tag verteilen können.

Laterales Bewegen des linken Knies.
Die Übung des Teils 3 haben eine Dauer von circa 15 Minuten.

Die Anweisungen, zur Beendigung der Autostimulation, die nur hier am Ende erscheinen, sollten am Ende eines jeden Übungsabschnittes durchgeführt werden.

Je häufiger die Autostimulation durchgeführt wird, desto schneller stabilisiert sich ein schmerzfreier Zustand. Beherrscht der Patient diese Übungen, so wird er sie den ganzen Tag unauffällig einschieben können und es bald bedauern, dass er sich nicht mehr Zeit nehmen kann, um die Autostimulation in ihrer ganzen Form durchzuführen.
Denken Sie auch an das rhythmische Gehen 1-2-3, 2-2-3, 3-2-3, 4-2-3, im Alltag, wie es im Kapitel 10 beschrieben wird!

8.3 Einstellung der oberen Extremität aus Bauchlage

Einleitung
(CD 2, Nr. 1)
Schön, dass Sie sich entschlossen haben, die Autostimulation durchzuführen, um Ihrem Körper den Weg zur schmerzfreien Bewegung zu ermöglichen. Aus den Übungen für Füße und Beine haben Sie bereits gelernt, Ihren Schmerz, bzw. Ihre Bewegungseinschränkung zu fokussieren und mit Hilfe der Übung zu korrigieren. Bei den folgenden Übungen wird es wichtig sein, Ihr Limit, Ihren Schmerz oder eine Bewegungseinschränkung schon früh zu erkennen und selbständig Ihre persönliche Stellung und somit Dosierung zu finden.

Die allgemeinen Voraussetzungen für die Übungen der oberen Extremität sind die gleichen, wie sie bei den Übungen für die Füße bereits besprochen wurden. Die Autostimulation sollte immer in einer positiven Atmosphäre mit einer entsprechend positiven Einstellung durchgeführt werden. Das Ziel einer verbesserten Körperbewegung und -wahrnehmung sollte nicht verloren gehen. Besonders positiv ist, dass der Patient selbst den größten Einfluss auf sein Wohlbefinden hat.

Ausgangsstellung
Zur folgenden Anleitung können Sie verschiedene Ausgangsstellungen wählen: Bauchlage oder Sitz am Tisch mit den Füßen auf dem Boden und, für die ‚Kreislaufstarken', freier Stand an der Wand. Bitte schauen Sie sich dazu die Abbildungen an, um sicher zu gehen, dass die von Ihnen gewählte Position auch entsprechend richtig ist *(Abb. 8.15)*.

Optische Kontrolle einer Position bringt mehr Information als die rein akustische Anweisung. Der freie Stand an der Wand ist sehr anstrengend, und von nicht geübten Patienten sollte diese Position erst später eingenommen werden. Plötzlich auftretende Kreislaufprobleme können so verhindert werden. Dies gilt besonders für Patienten mit niedrigem Blutdruck oder stark schwankenden Blutdruckwerten.

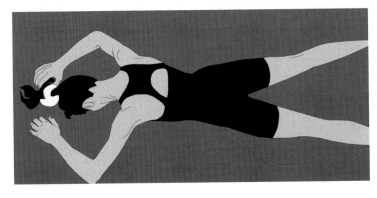

Abb. 8.15
Ausgangsstellung für Handübungen in Bauchlage.

8.3 Einstellung der oberen Extremität aus Bauchlage

Einstimmen

Sie schließen die Augen und den Mund. Machen Sie die Ohren weit auf, um den Anweisungen folgen zu können.

Optische Reize lenken von der Tiefensensibilität ab.
Die Atmung durch die Nase fordert ein gewisses Maß an Nackenstreckung und zeigt möglicherweise schon erste Einschränkungen. Das „Aufrichten" der Ohren führt zur Verbesserung der Nackenstreckung, diese Fähigkeit ist aber nur bei wenigen Menschen ausgereift.

Ziel

Wie bei einem Radio suchen Sie nun, durch Nachspüren, den Sender zu den Händen, ob Sie in der Lage sind, Fingerspitzen, Handballen und Ellenbogen beider Arme gleichmäßig zu belasten. Das Ziel unserer Autostimulation wird es dann sein, gleichmäßig auf diesen Punkten stützen zu können, damit der Kopf beschwerdefrei auf der Stirn aufliegt und Sie problemlos weiteratmen können.

Die Konzentration sollte nun ganz auf Arme und Hände gerichtet werden, eine verbesserte Durchblutung im sensorischen und motorischen Rindenfeld stellt sich für den Bereich der Arme und Hände sofort ein. Letztendlich ist das Idealbild, alle sechs Bereiche gleichmäßig zu spüren, kaum erreichbar, da die Wahrnehmung die dominanten Stellen immer wieder hervorhebt.

Ziel 4: Fingerspitzen, Handballen, Ellenbogen

Ziel 4: Übung 1, rechts
(CD 2, Nr. 2)

Durch die erste Autostimulation wollen wir diese sechs Bereiche – Fingerspitzen, Handballen und Ellenbogen – beider Seiten zunächst bewusst machen. Wir beginnen mit dem rechten Arm.

Durch das gezielte Belasten jeweils einer Partie, wird diese Stelle vermehrt wahrgenommen und durchblutet. Falls die Kopfwendung zur rechten Seite schmerzhaft sein sollte, kann auch mit der Übung für die linke Seite begonnen werden. Ausschlaggebend für die Seitenwahl ist der Zustand des Patienten. Die lösende Wirkung der Übung macht häufig eine Drehung nach rechts bereits möglich.

Anweisung (1)

Drehen Sie den Kopf nach rechts in eine Ihnen angenehme Position. Je nach Beschwerden oder Gemütlichkeit können Sie auch den linken Arm in eine angenehme Position Ihrer Wahl geben.

Es ist wichtig, schmerzfrei zu sitzen oder zu liegen, da sich sonst eine Gegenspannung einstellt, die das selbstständige Korrigieren verhindert. Die Kopfwendung sollte ruhig und gezielt durchgeführt werden, da die Halswirbelsäule sehr empfindlich auf schnelle Bewegungen reagiert. Bei Problemen in der oberen Extremität ist die Halswirbelsäule mitbetroffen oder sogar selbst auslösender Faktor.

Um als erstes die Finger und Handfläche deutlich zu spüren, heben Sie den Ellenbogen ab, indem Sie mit der Hand seitlich am Körper nach unten laufen, ohne dass am Ende der Handballen abheben muss. Sie stellen nun die Fingerspitzen auf die Unterlage, der Daumen liegt flach auf *(Abb. 8.16)*.

Die Initialbewegung in den Handstütz lateral des Körpers wird hier als erste Übung durchgeführt, da diese Position die Halswirbelsäule am besten entlastet. Der Ausdruck „laufen Sie mit dem Arm" sagt, dass der Arm keinesfalls mit seinem gesamten Gewicht und seinem langen Hebel angehoben werden sollte. Die differenzierte Muskelaktivität der Unterarmmuskulatur wird angesprochen. Diese Übung fordert die Dorsalextension der Handgelenke bei Mittelstellung von ulnarer und radialer Abduktion, ausgeglichener Supination und Pronation, bei Aufrichtung der Fingergrundgelenke. Der Ellenbogen macht eine starke Flexion. Die Schulter wird in primitiver Protraktion, Innenrotation eingestellt. Die Vielzahl der Gelenkbewegungen zeigt, dass nur ein langsames Heranarbeiten an das Limit eine korrekte Einstellung erreichen kann. Bei der Einstellung der Hand, des Ellenbogens und der Schulter ist die Assistenz des Therapeuten wichtig, da das Tiefenempfinden der Patienten häufig nur unzureichende Informationen bietet. Gezielte Druck-Stauchimpulse können genutzt werden, um die Wahrnehmung in diesem Bereich zu verbessern.

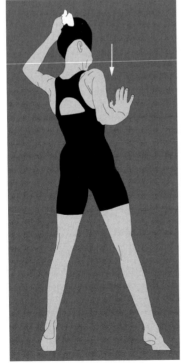

Abb. 8.16
Ziel 4:
Übung 1,
Laufen nach unten.

8.3 Einstellung der oberen Extremität aus Bauchlage

Limit
Jetzt spüren Sie nach, ob durch diese Bewegung ein Schmerz, eine Verspannung, ein Ziehen oder eine Enge entsteht, und wo das Limit für diese Bewegung ist.

Es ist wichtig, diese Limits und Einstellungen wahrzunehmen, um sie zu erkennen und ihre Wertigkeit für die Gesamtbewegung verstehen zu können. Die vermehrte Durchblutung des Kortex ist eine wichtige Voraussetzung.

Spüren (1)
Ist das Limit in der Handfläche, im Handgelenk, im Ellenbogengelenk, in der Schulter, im Rücken, im Bauch oder im Nacken?

Die einzelnen anatomischen Strukturen können so nacheinander wahrgenommen und, zum Teil, dadurch schon gelöst werden.

Atmung (1)
Jetzt tief durch die Nase einatmen, gegen den Lippenwiderstand ganz ausatmen, nochmals tief durch die Nase einatmen und in Ihrem eigenen Rhythmus staccato vollständig ausatmen, nachatmen, soviel für Sie notwendig ist.

Die intensive Atmung fordert nun den Stütz auf der Handfläche, der das distale Punctum fixum darstellt. Die Atmungsbewegung führt zum Lösen der proximalen Rumpfmuskulatur. Somit wird auch hier die Differenzierung bereits ausgelöst, obwohl zunächst die primitive Gelenkbewegung durch das Bewegen getestet und verbessert werden soll.

zurück (1)
Wenn jetzt ein Schmerz, eine Verspannung oder ein Ziehen zu spüren ist, gehen Sie mit der Hand soweit zurück, dass Sie den Arm ohne Probleme halten können.

Auf Störungen dieser Art sollte unbedingt geachtet werden, ein Überschreiten des Limits verhindert die Differenzierung.

Anweisung (2)
Halten Sie nun einen Druck mit den Fingerspitzen, dem kleinen Finger, Ringfinger, Mittelfinger, Zeigefinger, Daumen auf den Boden, als wollten Sie jeweils eine Fliege in die Knie zwingen, ohne sie zu zerdrücken.

Durch die Druckverstärkung wird jetzt die differenzierende Muskelkette angesprochen. Über die Unterarm-Extensoren wird die Dorsalextension differenziert sowie die Einstellung des Oberarmes in Innenrotation. Das entstehende Punctum fixum an der Hand differenziert nun die Schulter außenrotatorisch in Aufrichtung.

Kapitel 8 — Die Autostimulation

Spannung
Nun spüren Sie der Spannung nach, die entsteht: in der rechten Hand, im rechten Unterarm, im rechten Oberarm, im Schultergürtel, im Rücken, im Bauch und im Nacken.

Durch das Anhalten der Spannung kann sich diese Muskelkette über zeitliche Summation so einstellen, dass das Schulterblatt immer beweglicher wird.

Atmung (2)
Tief durch die Nase einatmen, gegen den Lippenwiderstand ganz ausatmen, nochmals tief durch die Nase einatmen und in Ihrem eigenen Rhythmus staccato vollständig ausatmen, nachatmen, soviel für Sie notwendig ist.

Die folgende Atmungsbewegung wirkt lösend auf die Rumpfmuskulatur und bietet der Schulter die Differenzierung an. Der Brustkorb sollte sich nun in Extension aufrichten und die Inspirationsbewegung die Differenzierung des Musculus pectoralis maj. provozieren. Die Klavikula muss dazu in eine horizontale Position gebracht werden. Durch die Rotation wird ein Punctum fixum für den Musculus subclavius gebildet, der die Aufrichtung des Brustkorbes, beginnend mit der ersten Rippe, in differenzierter Form auslöst.

zurück (2)
Sie laufen mit dem Arm wieder zurück in die Position, in der Sie am bequemsten Fingerspitzen, Handballen und Ellenbogen gleichmäßig aufliegen lassen können, positionieren den linken Arm wie den rechten, sofern es Ihnen möglich ist und drehen langsam den Kopf in die Mitte auf die Stirn.

Der jetzt gewonnene Stütz sollte auch auf dem Rückweg nicht aufgegeben werden, das heißt, abwechselnd übernehmen Handballen und Fingerspitzen das Gewicht, sodass eine laufende Bewegung entsteht.

Seitenvergleich
Vergleichen Sie nun die linke Seite mit der rechten, mit der bereits geübt wurde. Sie fragen sich, ob die linke Hand ebenso deutlich zu spüren ist, wie die rechte, ob Sie von Ihrem Körpergewicht links ebensoviel spüren wie rechts, ob die Spannung im linken Unterarm von der im rechten Unterarm abweicht, ob die Spannung im linken Oberarm von der im rechten

Die neugewonnene Position ist entspannter als zuvor. Die entstandene Freiheit verdeutlicht im Seitenvergleich die Festigkeit der ungeübten Seite. Diese Wahrnehmung fordert den Patienten auf, auch für die linke Seite diese Harmonie zu erzeugen. Die assoziierten Reaktionen auf die ungeübte Seite lassen ein Lösen bereits jetzt schon zu.

Oberarm abweicht, und ob Sie die Spannung im Bauch, im Rücken und im Nacken auf ein Mindestmaß reduzieren können.

Atmung (3)
Tief durch die Nase einatmen, gegen den Lippenwiderstand ganz ausatmen, nochmals tief durch die Nase einatmen und in Ihrem eigenen Rhythmus staccato vollständig ausatmen, nachatmen, soviel für Sie notwendig ist.

Durch die Atmungsbewegung kommt es zum Differenzieren der Rumpfmuskulatur. Die Vorbereitung der Extension der Wirbelsäule bei Inspiration kann mit Hilfe der erarbeiteten Fixpunkte an der Hand und dem Unterarm erreicht werden.

Ziel 4: Übung 2, rechts
Als nächstes wird der Ellenbogen deutlich gemacht.

Während die erste Übung die Bewegungsfähigkeit nach kaudal verdeutlicht hat, wird jetzt die Bewegung nach kranial getestet. Kaudales Ende des Drei-Punkt-Stützes in dieser Übung ist die Hand, kraniales Ende ist der Ellenbogen.

Anweisung (1)
Drehen Sie den Kopf nach rechts in eine Ihnen angenehme Position. Je nach Beschwerden oder Gemütlichkeit können Sie auch den linken Arm wieder in eine angenehme Position Ihrer Wahl geben. Laufen Sie nun mit dem Arm soweit nach oben, ohne dass der Ellenbogen nach innen dreht, dass Sie immer noch auf dem Unterarm und dem Handballen aufliegen können. Sie stellen nun die Fingerspitzen auf die Unterlage, der Daumen liegt flach auf *(Abb. 8.17)*.

Die Kopfwendung sollte aus den oben unter 1.2 genannten Gründen immer behutsam durchgeführt werden. Die kopfwärts laufende Hand sollte genau wie oben unter 1.2 beschrieben immer mit einem Stützpunkt auf der Unterlage bleiben. Durch Anheben des Armes in dieser Position kommt der Patient zu stark ins Hohlkreuz und überfordert seine Strukturen. Die erreichte Position der Hand fordert eine mittlere Stellung im Handgelenk: eine leichte Dorsalextension bei Mittelstellung der ulnaren und radialen Abduktion sowie der Supination und Pronation. Liegt der mediale Epicondylus des Oberarmes nicht mehr auf, wurde das Limit der Pronation nicht eingehalten. Der Ellenbogen wird gestreckt, und der Oberarm steht in Außen-

Anweisung (1), Fortsetzung

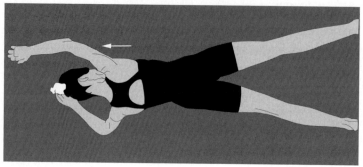

Abb. 8.17
Ziel 4: Übung 2, Laufen nach oben.

rotation. Die Schulter sollte an dieser Stelle nicht in Elevation gebracht werden, da sonst das Limit für die Rotation im Schultergelenk nicht gefunden wird. Lösende Druck-Stauchimpulse sind eventuell nötig, um den Bewegungsradius zu ermitteln.

Limit
Jetzt spüren Sie nach, ob durch diese Bewegung ein Schmerz, eine Verspannung, ein Ziehen oder eine Enge entsteht, und wo das Limit für diese Bewegung ist.

Die Fehlspannungen sind in dieser Position deutlich spürbar, da die Position die bewegungserweiternde Greiffunktion des Armes nachstellt. Verspannungen oder Schmerzen verhindern diese Greifbewegung. Besondere Beachtung ist auch hier dem Rumpf zu schenken, die Verkürzungen der lateralen, ventralen und dorsalen Rumpfseite sind nicht selten. Durch die großen Faszien, z. B. Fascia thoracolumbalis, und das System der inneren Organe wird eine Bewegungseinschränkung sofort am ganzen Rumpf, teilweise bis in die Beine, sichtbar.

Spüren (1)
Ist das Limit in der Handfläche, im Handgelenk, im Ellenbogengelenk, in der Schulter, im Rücken, im Bauch oder im Nacken?

Wo die Bewegung eingeschränkt ist, kann der Patient selbst wahrnehmen. Es erstaunt immer wieder, wie genau die Lokalisation der Schmerzpunkte jetzt angegeben werden kann.

Atmung (1)
Jetzt tief durch die Nase einatmen, gegen den Lippenwiderstand ganz ausatmen, nochmals tief durch die Nase einatmen und dann in

Die Atembewegung fordert nun einen sich noch erweiternden Bewegungsradius aus dem Rumpf. Bei gut eingestelltem Arm kann jetzt

Ihrem eigenen Rhythmus staccato vollständig ausatmen, nachatmen, soviel für Sie notwendig ist.

zurück (1)
Wenn jetzt ein Schmerz, eine Verspannung oder ein Ziehen zu spüren ist, gehen Sie mit der Hand soweit zurück, dass Sie den Arm ohne Probleme halten können.

Anweisung (2)
Halten Sie nun einen Druck mit den Fingerspitzen, dem kleinen Finger, Ringfinger, Mittelfinger, Zeigefinger, Daumen auf den Boden, als wollten Sie jeweils eine Fliege in die Knie zwingen, ohne sie zu zerdrücken.

Spannung
Nun spüren Sie der Spannung nach, die entsteht: in der rechten Hand, im rechten Unterarm, im rechten Oberarm, im Schultergürtel, im Rücken, im Bauch und im Nacken.

der differenzierte Stütz den Thorax aufrichten, die Wirbelsäule extendieren, die Bauchmuskeln exzentrisch lösen und eine Korrektur in den einzelnen Segmenten der Wirbelsäule herbeiführen.

Wurde das Limit überschritten, kann sich die Atembewegung nicht entfalten und somit die Differenzierung nicht eintreten.

Durch die Druckverstärkung in den Fingerspitzen kommt es zur Differenzierung der gesamten Muskelkette des Armes. Ist das Limit genau gefunden worden und ist die Schulter der Bewegung in Elevation nicht gefolgt, so werden:
▷ über den kleinen Finger die Außenrotatoren zunächst exzentrisch lösend zur Differenzierung stimuliert
▷ über den Ringfinger auch zunächst lösend der Musculus deltoideus pars scapularis
▷ über den Mittelfinger die pars acromialis zur differenzierten Depression der Schulter
▷ über den Zeigefinger die pars clavicularis, Musculus coracobrachialis und Musculus biceps brachii die Retroversion der Schulter
▷ über den Daumen der Musculus pectoralis zur Stabilisation der differenzierten Schultergürtelaufrichtung genutzt.

Diese Situation zu erleben und wahrzunehmen bedeutet, dem ZNS eine völlig neue Möglichkeit der Aufrichtung anzubieten. Mit jeder Wahrnehmung differenzierter Bewegung wird diese eine Stück mehr gebahnt. Somit ist sie später leichter erreichbar.

Kapitel 8 — Die Autostimulation

Atmung (2)

Tief durch die Nase einatmen, gegen den Lippenwiderstand ganz ausatmen, nochmals tief durch die Nase einatmen und in Ihrem eigenen Rhythmus staccato vollständig ausatmen, nachatmen, soviel für Sie notwendig ist.

Die Atembewegung des Rumpfes verstärkt die differenzierte Aufrichtung über den Stütz des Armes. Sie provoziert gleichzeitig durch die geforderte Konzentration auf die Atmung, die unwillkürliche Beibehaltung der differenzierten Stützbewegung.

zurück (2)

Sie laufen mit dem Arm wieder zurück in die Position, in der Sie am bequemsten Fingerspitzen, Handballen und Ellenbogen gleichmäßig aufliegen lassen können, positionieren den linken Arm wie den rechten, sofern es Ihnen möglich ist, und drehen langsam den Kopf in die Mitte auf die Stirn. Vergleichen Sie nun die linke Seite mit der rechten, mit der bereits geübt wurde.

Keinesfalls darf der Arm abgehoben werden. Durch abwechselnden Stütz auf Fingerspitzen und Handballen entsteht wieder eine laufende Bewegung. Der Arm wird jetzt deutlich weiter oben platziert, und die Position der Mitte hat sich dem Ideal wieder ein kleines Stück genähert.

Seitenvergleich

Sie fragen sich, ob die linke Hand ebenso deutlich zu spüren ist, wie die rechte, ob Sie von Ihrem Körpergewicht links ebensoviel spüren wie rechts, ob die Spannung im linken Unterarm von der im rechten Unterarm abweicht, ob die Spannung im linken Oberarm von der im rechten Oberarm abweicht und ob Sie die Spannung im Bauch, im Rücken und im Nacken auf ein Mindestmaß reduzieren können.

Im Seitenvergleich wird nun zunehmend die Forderung der nicht beübten Seite bemerkbar. Jede frei bewegliche Struktur der geübten Seite folgt der festen Struktur der nicht geübten Seite. Es ist deshalb sehr wichtig, unabhängig davon, wie lange man einer Übung folgt, die andere Seite auch durchzuführen.

Atmung (3)

Tief durch die Nase einatmen, gegen den Lippenwiderstand ganz ausatmen, nochmals tief durch die Nase einatmen und in Ihrem eigenen Rhythmus staccato vollständig ausatmen, nachatmen, soviel für Sie notwendig ist.

Die Atembewegung kann diese auftretende Asymmetrie lösen und führt bei genügend differenzierter Schultergürtelaufrichtung zur Korrektur der einzelnen Wirbelsäulensegmente.

Ziel 4: Übung 3, rechts

Als nächstes wird die Hand deutlich gemacht:

Für die Hand folgen zwei Übungen, die speziell auf die Anforderungen eingehen, die durch Supination und Pronation bei Ellenbogenbeugung und Ellenbogenstreckung gefordert werden.

Anweisung (1)
Drehen Sie den Kopf nach rechts in eine Ihnen angenehme Position. Je nach Beschwerden oder Gemütlichkeit können Sie auch den linken Arm wieder in eine angenehme Position Ihrer Wahl geben. Als Nächstes laufen Sie mit der Hand soweit nach außen, dass alle Finger, der Daumen und der Ellenbogen noch auf der Unterlage aufliegen können *(Abb. 8.18)*.

Die erste Übung für die Hand zeigt die Problematik bei Ellenbogenextension. Durch die Extension kommt es zu einer bewegungserweiternden Position, die auf der ventralen Seite schnell das Limit aufzeigt. Die durch die Extension des Ellenbogens provozierte Pronation zeigt auch hier die Verklebungen auf, die zwischen Ulna und Radius entstanden sind. Der mediale Epicondylus muss auf der Unterlage noch aufliegen können, sonst ist das Auffinden des Limits zur Einstellung des Schultergelenkes nicht möglich. Durch die Ellenbogenstreckung kommt der Oberarm in Innenrotation. Die vorbereitete Schulter kann in ihrer Position stehen bleiben und der Bewegung nicht in Protraktion folgen. Die ventrale Seite wird bei dieser Übung am deutlichsten beansprucht, da sie aus einer bewegungserweiterten Position die differenzierte Aufrichtung des Rumpfes halten muss.

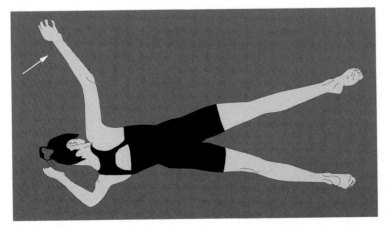

Abb. 8.18
Ziel 4: Übung 3,
Laufen nach außen.

Limit

Jetzt spüren Sie nach, ob durch diese Bewegung ein Schmerz, eine Verspannung, ein Ziehen oder eine Enge entsteht, und wo das Limit für diese Bewegung ist.

Die aktive Wahrnehmung der Spannungsbereiche ist wichtig für die weitere Lösungsphase.

Spüren (1)

Ist das Limit in der Handfläche, im Handgelenk, im Ellenbogengelenk, in der Schulter, im Rücken, im Bauch oder im Nacken?

Ein genaues Eingehen auf das Limit ermöglicht den optimalen Therapieerfolg für das Lösen der ventralen Kette bei der folgenden Atmung.

Atmung (1)

Jetzt tief durch die Nase einatmen, gegen den Lippenwiderstand ganz ausatmen, nochmals tief durch die Nase einatmen und in Ihrem eigenen Rhythmus staccato vollständig ausatmen, nachatmen, soviel für Sie notwendig ist.

Die Atmung führt wieder zu einer Bewegungserweiterung und kann eventuell das bisher noch nicht wahrgenommene Limit deutlich machen.

zurück (1)

Wenn jetzt ein Schmerz, eine Verspannung oder ein Ziehen zu spüren ist, gehen Sie mit der Hand soweit zurück, dass Sie den Arm und die Hand ohne Probleme liegen lassen können.

Auf dieses Limit eingehend wird eine neue Einstellung des Armes gesucht, um für die folgende Anweisung eine optimale Position erarbeitet zu haben.

Anweisung (2)

Halten Sie nun einen Druck mit den Fingerspitzen, dem kleinen Finger, Ringfinger, Mittelfinger, Zeigefinger, Daumen auf den Boden, als wollten Sie jeweils eine Fliege in die Knie zwingen, ohne sie zu zerdrücken.

Durch die Druckverstärkung wird die Differenzierung provoziert. Der Arm wird außenrotatorisch aufgerichtet und die Schulter in Retraktion-Depression bewegt.

Spannung

Nun spüren Sie der Spannung nach, die entsteht: in der rechten Hand, im rechten Unterarm, im rechten Oberarm, im Schultergürtel, im Rücken, im Bauch und im Nacken.

Die zeitliche Summation der Übung führt die Muskelketten an das Limit, und der Patient nimmt wahr, wo er noch an sich arbeiten muss.

Atmung (2)
Tief durch die Nase einatmen, gegen den Lippenwiderstand ganz ausatmen, nochmals tief durch die Nase einatmen und in Ihrem eigenen Rhythmus staccato vollständig ausatmen, nachatmen, soviel für Sie notwendig ist.

Die Atmung provoziert eine weitere Aufrichtung. Der Rumpf zeigt deutlich, ob er der Bewegung noch folgen kann oder ob er sein Limit schon überschritten hat.

zurück (2)
Sie laufen mit dem Arm wieder zurück in die Position, in der Sie am bequemsten Fingerspitzen, Handballen und Ellenbogen gleichmäßig aufliegen lassen können, positionieren den linken Arm wie den rechten, sofern es Ihnen möglich ist und drehen langsam den Kopf in die Mitte auf die Stirn.

Die jetzt gefundene Mittelposition zeigt bereits eine gute Einstellung von Epicondylus medialis, Unterarm, Handballen und den Fingern. Der symmetrische Unterarmstütz oder auch Dreipunktstütz ist fast erreicht.

Seitenvergleich
Vergleichen Sie nun die linke Seite mit der rechten, mit der bereits geübt wurde. Sie fragen sich, ob die linke Hand ebenso deutlich zu spüren ist, wie die rechte, ob Sie von Ihrem Körpergewicht links ebensoviel spüren wie rechts, ob die Spannung im linken Unterarm von der im rechten Unterarm abweicht, ob die Spannung im linken Oberarm von der im rechten Oberarm abweicht, und ob Sie die Spannung im Bauch, im Rücken und im Nacken auf ein Mindestmaß reduzieren können.

Im Seitenvergleich werden dem Patienten wie dem Therapeuten gleichermaßen die noch bestehenden unphysiologischen Fixpunkte bewusst, die durch das Üben der anderen Seite noch aufgelöst werden müssen.

Atmung (3)
Tief durch die Nase einatmen, gegen den Lippenwiderstand ganz ausatmen, nochmals tief durch die Nase einatmen und in Ihrem eigenen Rhythmus staccato vollständig ausatmen, nachatmen, soviel für Sie notwendig ist.

Die Atembewegung in der Symmetrie fördert jetzt wieder die differenzierte Streckung der Wirbelsäule, die eventuell durch eine gute Einstellung der oberen Extremität die ein oder andere Blockierung der Wirbelsäulensegmente löst.

Ziel 4: Übung 4, rechts

Anweisung (1)

Drehen Sie den Kopf nach rechts in eine Ihnen angenehme Position. Je nach Beschwerden oder Gemütlichkeit können Sie auch den linken Arm wieder in eine angenehme Position Ihrer Wahl geben. Als Nächstes laufen Sie mit der Hand soweit zum Gesicht, dass alle Finger und der Daumen noch auf der Unterlage aufliegen können (Abb. 8.19).

Die starke Flexion im Ellenbogen wirkt supinatorisch auf den Unterarm und die Hand. Das Limit wird hier häufig überschritten, da der Daumen die Supinationsbewegung durch Opposition ausgleichen kann. Der Therapeut sollte darauf achten, dass Ulna und Radius leicht zueinander zu bewegen sind und die sehr häufigen Beschwerden in den schmerzhaften Extensoren und Flexoren des Unterarmes lösen. Die Verkürzungen in diesem Bereich führen häufig zum sogenannten Tennisellenbogen oder Golferarm, die letztendlich durch die Unbeweglichkeit zwischen Ulna und Radius entstehen.

Limit

Jetzt spüren Sie nach, ob durch diese Bewegung ein Schmerz, eine Verspannung, ein Ziehen oder eine Enge entsteht, und wo das Limit für diese Bewegung ist.

Die Sensibilität ist durch die starke Spannung in diesem Bereich eingeschränkt. Druck-Stauchimpulse können Abhilfe schaffen.

Spüren (1)

Ist das Limit in der Handfläche, im Handgelenk, im Ellenbogengelenk, in der Schulter, im Rücken, im Bauch oder im Nacken?

Das Limit wird hier nur sehr undeutlich wahrgenommen, da keine bewegungserweiternde Position gefordert ist. Patienten, die kein spezielles Problem am Arm haben, empfinden diese Übung als sehr leicht. Erst durch die gesetzten Druck-Stauchimpulse des Therapeuten werden die Verspannungen in den Unterarmextensoren und -flexoren wahrgenommen.

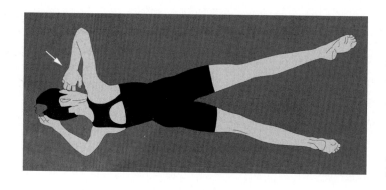

Abb. 8.19
Ziel 4: Übung 4, Laufen nach innen.

8.3 Einstellung der oberen Extremität aus Bauchlage

Atmung (1)
Jetzt tief durch die Nase einatmen, gegen den Lippenwiderstand ganz ausatmen, nochmals tief durch die Nase einatmen, dann in Ihrem eigenen Rhythmus staccato vollständig ausatmen, nachatmen, soviel für Sie notwendig ist.

Die Atembewegung provoziert die, aus den beiden vorausgegangenen Übungen bereits erreichte, differenzierte Aufrichtung des Schultergürtels, des Rumpfes und des Nackens.

zurück (1)
Wenn jetzt ein Schmerz, eine Verspannung oder ein Ziehen zu spüren ist, gehen Sie mit der Hand soweit zurück, dass Sie den Arm und die Hand ohne Probleme liegen lassen können.

Da die Atembewegung immer eine Raumforderung einleitet, kann es sein, dass jetzt doch ein Limit für den Patienten wahrnehmbar ist, woraufhin er den Arm neu einstellen kann.

Anweisung (2)
Halten Sie nun einen Druck mit den Fingerspitzen, dem kleinen Finger, Ringfinger, Mittelfinger, Zeigefinger, Daumen auf den Boden, als wollten Sie jeweils eine Fliege in die Knie zwingen, ohne sie zu zerdrücken.

Durch die gezielte Anspannung der Finger kommt es wieder zur Provokation der differenzierten Schulteraufrichtung. Durch die starke Beugung des Ellenbogens wird die ventrale Funktion der Differenzierung erleichtert, die dorsale Funktion der Differenzierung erschwert und die Fähigkeit des exzentrischen Lösens der dorsalen Seite stimuliert.

Spannung
Nun spüren Sie der Spannung nach, die entsteht: in der rechten Hand, im rechten Unterarm, im rechten Oberarm, im Schultergürtel, im Rücken, im Bauch und im Nacken.

Durch die zeitliche Summation der Haltearbeit kommt es zur Entfaltung der Außenrotatoren. Der erste Schritt zu Lateralisierung des Schulterblattes ist vorbereitet.

Atmung (2)
Tief durch die Nase einatmen, gegen den Lippenwiderstand ganz ausatmen, nochmals tief durch die Nase einatmen und in Ihrem eigenen Rhythmus staccato vollständig ausatmen, nachatmen, soviel für Sie notwendig ist.

Die Atembewegung verstärkt durch die Entfaltung des Brustkorbes die laterale Einstellung des Schulterblattes. Es entsteht ein klar definiertes Punctum fixum für den Schultergürtel und die differenzierte Extension der Wirbelsäule, die sich zum Stützarm hin entwickelt. Blockaden in den Segmenten der Wirbelsäule werden vom Therapeuten in dieser Position leicht erkannt, und durch Druck-Stauchimpulse gelöst.

zurück (2)
Sie laufen mit dem Arm wieder zurück in die Position, in der Sie am bequemsten Fingerspitzen, Handballen und Ellenbogen gleichmäßig aufliegen lassen können, positionieren den linken Arm wie den rechten, sofern es Ihnen möglich ist und drehen langsam den Kopf in die Mitte auf die Stirn.

Seitenvergleich
Vergleichen Sie nun die linke Seite mit der rechten, mit der bereits geübt wurde. Sie fragen sich, ob die linke Hand ebenso deutlich zu spüren ist, wie die rechte, ob Sie von Ihrem Körpergewicht links ebensoviel spüren wie rechts, ob die Spannung im linken Unterarm von der im rechten Unterarm abweicht, ob die Spannung im linken Oberarm von der im rechten Oberarm abweicht, und ob Sie die Spannung im Bauch, im Rücken und im Nacken auf ein Mindestmaß reduzieren können.

Atmung (3)
Tief durch die Nase einatmen, gegen den Lippenwiderstand ganz ausatmen, nochmals tief durch die Nase einatmen und in Ihrem eigenen Rhythmus staccato vollständig ausatmen, nachatmen, soviel für Sie notwendig ist.

Seitenwechsel
Was Sie rechts geübt haben, müssen Sie natürlich auch links üben!

Wieder entwickelt sich eine neue Position als Mittelstellung, die dem Ideal näher kommt. Die Schulter sollte nun bereits in eine lockere Retroversion und Depression fallen und nicht mehr der Schwerkraft und dem Zug des Musculus pectoralis folgend in Protraktion und Elevation.

Die so eingestellte Schulter verfügt nun über die beste Aufrichtung in Retraktion und Depression. Die unbeübte Seite dagegen zeigt noch eine primitive Schulterprotraktion mit Elevation. Durch die assoziierten Bewegungen der unbeübten Seite kann sich aber auch hier ein Aufrichtungsimpuls durchgesetzt haben, der das Fundament für die bessere Nackenstreckung bildet.

Die Atmungsbewegung zeigt nun, inwieweit der Stütz gehalten und die Wirbelsäule bei Inspiration extendiert werden kann. Der optimale Dreipunkt-Stütz ist erreicht.

Das Üben der anderen Seite zeigt besonders in der Sensibilität für den Patienten einen deutlichen Unterschied. Die Greifarmseite auf der Gesichtsseite ist immer besser beweglich als die Stützseite der Hinterhauptsseite. Die Drehung des Kopfes zur übenden Seite und in die Mitte nach jedem Übungsabschnitt ist wichtig, damit der Kopf nicht zu lange in dieser

Seitenwechsel, Fortsetzung

Ziel 4 Übung 1, links
(CD 2, Nr. 3)
Jetzt beginnen Sie mit dem linken Arm, Drehen Sie den Kopf nach links in eine Ihnen angenehme Position. Je nach Beschwerden oder Gemütlichkeit können Sie auch den rechten Arm in eine angenehme Position Ihrer Wahl geben.

Anweisung (1)
Um zunächst die Finger und Handfläche deutlich zu spüren, heben Sie den Ellenbogen ab, indem Sie mit der Hand seitlich am Körper nach unten laufen, ohne dass am Ende der Handballen abheben muss. Sie stellen nun die Fingerspitzen auf die Unterlage, der Daumen liegt flach auf.

Anweisung (2)
Halten Sie nun einen Druck mit den Fingerspitzen, dem kleinen Finger, Ringfinger, Mittelfinger, Zeigefinger, Daumen auf den Boden, als wollten Sie jeweils eine Fliege in die Knie zwingen, ohne sie zu zerdrücken.

Ziel 4: Übung 2, links
Anweisung (1)
Drehen Sie den Kopf nach links in eine Ihnen angenehme Position. Je nach Beschwerden oder Gemütlichkeit können Sie auch den rechten Arm wieder in eine angenehme Position Ihrer Wahl geben. Laufen Sie nun mit dem Arm soweit nach oben, ohne

asymmetrischen Position liegen muss, dies kann zu Beschwerden führen. Mit jeder neu erarbeiteten Position kann die Halswirbelsäule der Symmetrie ein Stück näher kommen.

Die Übungen werden genau wie auf der anderen Seite durchgeführt. Der Übersicht halber habe ich die Anweisungen der vier Übungen noch einmal aufgeführt. Wichtig ist aber: Jede einzelne Übung, die auf einer Seite geübt wurde, muss auch auf der anderen Seite geübt werden.

dass der Ellenbogen nach innen dreht, dass Sie immer noch auf dem Unterarm und dem Handballen aufliegen können. Sie stellen nun die Fingerspitzen auf die Unterlage, der Daumen liegt flach auf.

Anweisung (2)
Halten Sie nun einen Druck mit den Fingerspitzen, dem kleinen Finger, Ringfinger, Mittelfinger, Zeigefinger, Daumen auf den Boden, als wollten Sie jeweils eine Fliege in die Knie zwingen, ohne sie zu zerdrücken.

Ziel 4: Übung 3, links
Anweisung (1)
Drehen Sie den Kopf nach links in eine Ihnen angenehme Position. Je nach Beschwerden oder Gemütlichkeit können Sie auch den rechten Arm wieder in eine angenehme Position Ihrer Wahl geben. Als Nächstes laufen Sie mit der Hand soweit nach außen, dass alle Finger und der Daumen noch auf der Unterlage aufliegen können.

Anweisung (2)
Halten Sie nun einen Druck mit den Fingerspitzen, dem kleinen Finger, Ringfinger, Mittelfinger, Zeigefinger, Daumen auf den Boden, als wollten Sie jeweils eine Fliege in die Knie zwingen, ohne sie zu zerdrücken.

Ziel 4: Übung 4, links
Anweisung (1)
Drehen Sie den Kopf nach links in eine Ihnen angenehme Position. Je nach Beschwerden oder Gemütlichkeit können Sie auch den rechten Arm wieder in eine angenehme Position Ihrer Wahl geben. Als

8.3 Einstellung der oberen Extremität aus Bauchlage

Nächstes laufen Sie mit der Hand soweit zum Gesicht, dass alle Finger, der Daumen und der Ellenbogen noch auf der Unterlage aufliegen können.

Anweisung (2)
Halten Sie nun einen Druck mit den Fingerspitzen, dem kleinen Finger, Ringfinger, Mittelfinger, Zeigefinger, Daumen auf den Boden, als wollten Sie jeweils eine Fliege in die Knie zwingen, ohne Sie zu zerdrücken.

Abschluss der Übungen
Falls Sie bei den Übungen bisher schon deutliche Schwächen, Schmerzen oder Verspannungen spüren, so ist es ausreichend, wenn Sie ca. eine Woche die Autostimulation bis hierher verfolgen und erst nächste Woche mit der weiteren Autostimulation fortfahren.

Falls Sie merken, dass Sie auf einer Seite größere Probleme haben, die drei Punkte deutlich zu spüren, oder dass das Limit viel früher auftritt als auf der anderen Seite, wiederholen Sie nochmals die Autostimulation der schwächeren Seite.

Variationen
Wenn Sie bis hierher noch keine Probleme hatten, können Sie gerne weitermachen, oder wiederholen Sie die Übungen in einer der anderen Ausgangsstellungen.
Falls Sie eine gute Kontrolle über Ihre Arme haben, können Sie auch an dieser Stelle einsetzen, um fortzufahren.

Die Übungsserie dauert circa 35 Minuten. Deshalb ist es wichtig, beim Aufstehen aus dieser Position zunächst die einzelnen Bewegungen nochmals kurz durchzuführen und anschließend, wenn aus Bauchlage geübt wurde, das rechte Beine einmal rechts vom Körper und das linke einmal links vom Körper anzuziehen und somit die Lendenwirbelsäule zu entlasten und die neu erreichte Bewegungsfreiheit zu nutzen.

Ziel 5: Schultergelenk, Schulterblatt, Nacken

Die Bewegungen der Finger, Hand und Ellenbogen sind erfahren. Somit gehen Sie weiter mit der Bewegung von Schultergelenk, Schulterblatt und Nacken.

Grundsätzlich haben die Übungen bereits deutlich gemacht, dass immer der ganze Körper in die Übungen integriert ist. Die geforderten Funktionen können aber auch, einzeln abgerufen, speziell auf ein Problem innerhalb des geforderten Musters eingehen. Sind das Ellenbogengelenk und der Oberarm in ihren Bewegung noch nicht frei, so ist die Voraussetzung für die folgende Übung noch nicht gegeben.

Ziel 5: Übung 1, rechts
(CD 2, Nr. 4)

Erste Anweisung
Wieder beginnen Sie mit dem rechten Arm. Drehen Sie den Kopf nach rechts in eine Ihnen angenehme Position. Je nach Beschwerden oder Gemütlichkeit können Sie auch den linken Arm wieder in eine angenehme Position Ihrer Wahl geben. Sie bewegen die rechte Schulter soweit nach vorne, wie es Ihnen möglich ist, ohne am Ende den Ellenbogen, die Handwurzel oder die Finger abheben zu müssen.

Diese Übung stellt die Vorbereitung auf die dynamisch reziproke Differenzierungsbewegung des Schultergürtels dar. Der schnelle Koordinationswechsel kann den Patienten zu Beginn überfordern. Deshalb wird hier zunächst eine Seite geübt und dann anschließend die zweite Seite. Das Vorbewegen der Schulter gleicht nur dem Lockerlassen und sollte nicht mit Kraft aktiv verstärkt werden. Der Ellenbogen wird flektiert, der Oberarm fällt der Schwerkraft folgend nach ventral in eine leichte Außenrotation, die Klavikula stellt sich mit ihrem lateralen Ende nach kranial-dorsal ein.

Spüren (1)
Sie spüren nach, ob das Limit im Handgelenk, im Ellenbogengelenk, in der Schulter, im Rücken, im Bauch oder im Nacken entsteht.

Das Limit ist hier schlecht zu spüren, weil diese Position eine Annäherung darstellt. Die Bewegungsforderung ist im Ellenbogen größer als in der Schulter. Diese Ausgangsstellung dient als Startposition für die nun folgende Differenzierungsbewegung des Schultergürtels.

8.3 Einstellung der oberen Extremität aus Bauchlage

Atmung (1)
Tief durch die Nase einatmen, gegen den Lippenwiderstand ganz ausatmen, nochmals tief durch die Nase einatmen und in Ihrem eigenen Rhythmus staccato vollständig ausatmen, nachatmen, soviel für Sie notwendig ist.

Die Atmungsbewegung provoziert bereits die Differenzierung und bei guter Vorbereitung durch die Übung eins und zwei beginnt das Schulterblatt bereits eine Bewegung in Richtung dorsal-kaudal.

zurück (1)
Wenn jetzt ein Schmerz, eine Verspannung oder ein Ziehen zu spüren ist, nehmen Sie die Schulter soweit zurück, dass Sie weiterhin auf dem Unterarm ohne Probleme stützen können.

Durch diese Anweisung wird die oben beschriebene Bewegung nochmals unterstützt.

Anweisung (2)
Versuchen Sie nun, den Druck auf die fünf Finger gleichmäßig zu gestalten, indem Sie den Druck auf den kleinen Finger, Ringfinger, Mittelfinger, Zeigefinger und Daumen leicht verstärken und dabei die Schulter immer weiter nach hinten und unten wandern lassen.

Die Druckverstärkung auf die Fingerspitzen provoziert nun die Differenzierungsbewegung des Oberarmes nach dorsal-kaudal, in eine zunächst innenrotatorische Einstellung. Das Schulterblatt wandert ebenfalls nach dorsal-kaudal und lateral mit einer Rotation in Parallelstellung der Margo medialis zur Wirbelsäule. Der Handballen darf bei all den Übungen nicht abheben, sondern bildet, gemeinsam mit den Fingerspitzen, das Punctum fixum für die geforderte Differenzierung der Schulter.

Spannung
Nun spüren Sie der Spannung nach, die entsteht: im rechten Unterarm, im rechten Oberarm, im Rücken, im Bauch und im Nacken.

Durch die zeitliche Summation dieser Übung wird der Oberarm in rotatorische Mittelstellung gebracht und bildet den Fixpunkt für die Rumpfaufrichtung. Bei gut eingestelltem distalen Fixpunkt wirkt die differenzierte Rumpfaufrichtung im Schultergelenk außenrotatorisch.

Kapitel 8 — Die Autostimulation

Atmung (2)
Tief durch die Nase einatmen, gegen den Lippenwiderstand ganz ausatmen, nochmals tief durch die Nase einatmen und in Ihrem eigenen Rhythmus staccato vollständig ausatmen, nachatmen, soviel für Sie notwendig ist.

Durch die Atmungsbewegung wird die Außenrotation der Schulter bei Extension der Wirbelsäule während der Inspiration aktiv differenziert und während der Expiration differenziert gehalten.

zurück (2)
Positionieren Sie den rechten Arm wie den linken, sofern es Ihnen möglich ist und drehen langsam den Kopf in die Mitte auf die Stirn.

Die Mittelstellung wird klarer definiert, und das Schulterblatt kann in Depression-Retraktion eingestellt werden.

Seitenvergleich
Vergleichen Sie nun die linke Seite mit der rechten, mit der bereits geübt wurde. Sie fragen sich, ob links die drei Punkte ebenso deutlich zu spüren sind wie rechts, ob Sie von Ihrem Körpergewicht links ebensoviel spüren wie rechts, ob die Spannung im linken Unterarm von der im rechten Unterarm abweicht, ob die Spannung im linken Oberarm von der im rechten Oberarm abweicht und ob Sie die Spannung im Bauch, im Rücken und im Nacken auf ein Mindestmaß reduzieren können.

Im Seitenvergleich wird der Unterschied zwischen der Stellung des beübten und des nicht beübten Schulterblattes deutlich.

Atmung (3)
Tief durch die Nase einatmen, gegen den Lippenwiderstand ganz ausatmen, nochmals tief durch die Nase einatmen und in Ihrem eigenen Rhythmus staccato vollständig ausatmen, nachatmen, soviel für Sie notwendig ist.

Bleibt das Schulterblatt jetzt ohne weitere Anweisung in Depression-Retraktion stehen und bietet der Atmung einen differenzierten Stütz, kann davon ausgegangen werden, dass der Patient diese Übung selbständig weiterführen kann.

Ziel 5: Übung 1, links
(CD 2, Nr. 5)

Anweisung (1)
Jetzt beginnen Sie mit dem linken Arm. Drehen Sie den Kopf nach links in eine Ihnen angenehme Position. Je nach Beschwerden oder Gemütlichkeit können Sie auch den rechten Arm wieder in eine angenehme Position Ihrer Wahl geben. Sie bewegen die linke Schulter soweit nach vorne wie es Ihnen möglich ist, ohne am Ende den Ellenbogen, die Handwurzel oder die Finger abheben zu müssen.

Die zweite Seite gestaltet sich nun genau wie die erste.

Spüren (1)
Sie spüren nach, ob das Limit im Handgelenk, im Ellenbogengelenk, in der Schulter, im Rücken, im Bauch oder im Nacken entsteht.

Der Unterschied für den Patienten wird in der Sensibilität deutlich. Die Hinterhauptseite ist oftmals stärker verkürzt als die Gesichtsseite. Da der Rechtshänder seine Gesichtsseite rechts hat, wird er auf der linken Seite deutlich mehr Probleme haben als auf der rechten. Für Linkshänder gilt das Gegenteil.

Atmung (1)
Tief durch die Nase einatmen, gegen den Lippenwiderstand ganz ausatmen, nochmals tief durch die Nase einatmen und in Ihrem eigenen Rhythmus staccato vollständig ausatmen, nachatmen, soviel für Sie notwendig ist.

zurück (1)
Wenn jetzt ein Schmerz, eine Verspannung oder ein Ziehen zu spüren ist, gehen Sie mit der Schulter soweit zurück, dass Sie weiterhin auf dem Unterarm ohne Probleme stützen können.

Kapitel 8 — Die Autostimulation

Anweisung (2)

Versuchen Sie nun den Druck auf den fünf Fingern gleichmäßig zu gestalten, indem Sie den Druck mit dem kleinen Finger, Ringfinger, Mittelfinger, Zeigefinger und Daumen leicht verstärken und dabei die Schulter immer weiter nach hinten und unten wandern lassen.

Die Feineinstellung auf der Hinterhauptsseite ist für den Patienten weniger gut nachvollziehbar als auf der Gesichtsseite. Wird der Patient überfordert, kann sich eine reaktive Verspannung einstellen, die durch lösende Druck-Stauchimpulse an der Schulter leicht in den Griff zu bekommen ist. Eventuell ist es ratsam, die Bewegung aktiv-assistiv durchzuführen, um den Bewegungsweg zu verdeutlichen.

Spannung

Nun spüren Sie die Spannung nach, die entsteht: im linken Unterarm, im linken Oberarm, im Rücken, im Bauch und im Nacken.

Atmung (2)

Tief durch die Nase einatmen, gegen den Lippenwiderstand ganz ausatmen, nochmals tief durch die Nase einatmen und in Ihrem eigenen Rhythmus staccato vollständig ausatmen, nachatmen, soviel für Sie notwendig ist.

zurück (2)

Positionieren Sie den rechten Arm wie den linken, sofern es Ihnen möglich ist und drehen langsam den Kopf in die Mitte auf die Stirn.

Diese Mittelstellung sollte nun einen symmetrischen Unterarmstütz zeigen, der das Gewicht des Armes gleichmäßig auf dem Unterarm verteilt. Bei Fixpunkten an den Fingerspitzen, den Handballen und den Ellenbogen werden die Schulterblätter in einer lockeren Depression-Retraktion eingestellt und bilden parallel zur Wirbelsäule ein laterales Punctum fixum für den Rumpf.

Seitenvergleich

Vergleichen Sie nun die rechte Seite mit der linken, mit der bereits geübt wurde. Sie fragen sich, ob rechts die drei Punkte ebenso deut-

Wird jetzt eine Asymmetrie deutlich, so findet man den fehlerhaften Fixpunkt im Rumpf.

lich zu spüren sind wie links, ob Sie von Ihrem Körpergewicht rechts ebensoviel spüren wie links, ob die Spannung im rechten Unterarm von der im linken Unterarm abweicht, ob die Spannung im rechten Oberarm von der im linken Oberarm abweicht, und ob Sie die Spannung im Bauch, im Rücken und im Nacken auf ein Mindestmaß reduzieren können.

Atmung (3)
Tief durch die Nase einatmen, gegen den Lippenwiderstand ganz ausatmen, nochmals tief durch die Nase einatmen und in Ihrem eigenen Rhythmus staccato vollständig ausatmen, nachatmen, soviel für Sie notwendig ist.

Dosierung
Falls Sie bei den Übungen bisher schon deutliche Schwächen, Schmerzen oder Verspannungen spüren, so ist es ausreichend, wenn Sie ca. eine Woche die Autostimulation bis hierher verfolgen und erst nächste Woche mit der weiteren Autostimulation fortfahren.

Variationen
Falls Sie merken, dass Sie auf einer Seite größere Probleme haben, die drei Punkte deutlich zu spüren, oder das Limit viel früher auftritt als auf der anderen Seite, wiederholen Sie nochmals die Autostimulation der schwächeren Seite.
Wenn Sie diese Übungen bis hierher ohne Probleme durchführen können, dürfen Sie weitergehen mit der letzten Übung in der Symmetrie.

Der Therapeut hat die Möglichkeit, über Druck-Stauchimpulse an Sternum und Wirbelsäule die Extension der Wirbelsäule bei Inspiration zu unterstützen oder sogar frei zusetzen.

Diese Schulterblattbewegung kann jederzeit aktiv vom Patienten ausgeführt werden und als Alltagsbewegung integriert werden. Die Qualität der Bewegung sollte locker und leicht sein. Wird sie gut beherrscht, so reicht bereits der Kontakt mit den Fingerspitzen an einer Kaffeetasse aus, um die differenzierte Aufrichtung des Schultergürtels zu provozieren.

Ziel 6: Bewegungsumkehr

Ziel 6: Übung 1
(CD 2, Nr. 6)

Die Bewegungen der Handgelenke, Ellenbogen und Schultern sind erfahren. Somit gehen Sie weiter mit der Umkehr der Bewegung.

Aus den Vorübungen ist die Bewegungsumkehr bereits deutlich geworden. Hier handelt es sich nicht mehr um eine Vorbereitung, sondern um das gezielte Abrufen der Differenzierung.

Anweisung (1)
Jetzt beginnen Sie in der Symmetrie. Die Arme positionieren Sie rechts und links gleichmäßig auf Fingerspitzen, Handballen und Ellenbogen, sodass Sie den Kopf ohne Probleme frei in der Mitte der Stirn aufstützen können. Die Nase ist frei für die Atmung. Falls Sie Probleme in der Bauchlage haben, nehmen Sie sich diese Übung im Sitzen am Tisch vor und wiederholen sie zu einem späteren Zeitpunkt wieder in Bauchlage. Sie bewegen die rechte Schulter soweit nach vorne, wie es Ihnen möglich ist, ohne am Ende den Ellenbogen, die Handwurzel oder die Finger abheben zu müssen *(Abb. 8.20)*.

Da der Kopf in Mittelstellung gehalten werden muss, ist die Provokation des differenzierten Stützes bereits vorgegeben. Fällt es dem Patienten schwer, in dieser Stellung zu atmen, so ist die Nackenstreckung noch nicht genügend vorbereitet. In der freien Differenzierung kann der Kopf auch frei gehalten werden. Die Übung fordert den einseitig gehaltenen, differenzierten Stütz, bei gegenseitiger Differenzierungsbewegung aus der primitiven Protraktion-Elevation in die differenzierte Retraktion-Depression.

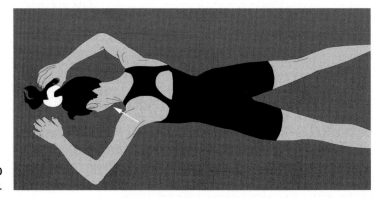

Abb. 8.20
Ziel 6: Übung 1, Schulter vor.

8.3 Einstellung der oberen Extremität aus Bauchlage

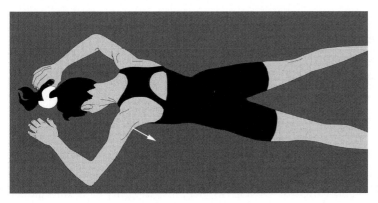

Abb. 8.21
Ziel 6: Übung 1 Schulter zurück.

Anweisung (2)
Gestalten Sie nun den Druck auf den fünf Fingern nacheinander gleichmäßig, indem Sie den Druck mit dem kleinen Finger, Ringfinger, Mittelfinger, Zeigefinger und Daumen leicht verstärken und dabei die Schulter immer weiter nach hinten und unten wandern lassen *(Abb. 8.21)*.

Die Retraktions-Depressionsbewegung wird wieder über die differenzierte Fingereinstellung herbeigeführt. Jetzt sollte auf die genaue Reaktion zwischen Fingerdruck und Schulterbewegung geachtet werden. Das Ziel ist, alle Muskelketten, die für diese Aktivität benötigt werden, entsprechend zu provozieren. Die Bewegung kann auch von jedem einzelnen Fixpunkt aus komplett gestaltet werden, was im Alltag Vorteile bringen kann.

Anweisung (3)
Bewegen Sie die linke Schulter so weit nach vorne, wie es Ihnen möglich ist, ohne am Ende den Ellenbogen, die Handwurzel oder die Finger abheben zu müssen.

Die linke Schulter wird erst dann nach vorne genommen, wenn die rechte Schulter stabil eingestellt ist. Die Übung startet in der Symmetrie und endet in der Symmetrie. Ein rotatorisches Schaukeln des Schultergürtels ist hierbei nicht erwünscht.

Anweisung (4)
Gestalten Sie nun den Druck auf den fünf Fingern nacheinander gleichmäßig, indem Sie den Druck mit dem kleinen Finger, Ringfinger, Mittelfinger, Zeigefinger und Daumen leicht verstärken und dabei die Schulter immer weiter nach hinten, unten wandern lassen.

Die asymmetrische Bewegung des Schulterblattes zeigt nun deutlich, welche Seite dem Patienten leichter, bzw. schwerer fällt.

Anweisung (5)

Wieder bewegen Sie die rechte Schulter soweit nach vorne wie es Ihnen möglich ist, ohne am Ende den Ellenbogen, die Handwurzel oder die Finger abheben zu müssen.

Anweisung (6)

Gestalten Sie nun den Druck auf den fünf Fingern nacheinander gleichmäßig, indem Sie den Druck mit dem kleinen Finger, Ringfinger, Mittelfinger, Zeigefinger und Daumen leicht verstärken und dabei die Schulter immer weiter nach hinten, unten wandern lassen.

Anweisung (7)

Bewegen Sie die linke Schulter soweit nach vorne, wie es Ihnen möglich ist, ohne am Ende den Ellenbogen, die Handwurzel oder die Finger abheben zu müssen.

Anweisung (8)

Gestalten Sie nun den Druck auf den fünf Fingern nacheinander gleichmäßig, indem Sie den Druck mit dem kleinen Finger, Ringfinger, Mittelfinger, Zeigefinger und Daumen leicht verstärken und dabei die Schulter immer weiter nach hinten, unten wandern lassen.

Diese Übung kann nun solange wiederholt werden, bis der Patient in der Differenzierung seines Stützes sicher ist.

Eine höhere Dosierung kann nun noch durch die Vorgabe eines Bewegungsrhythmus erreicht werden. Dazu eignet sich ein ruhiger Vier-Vierteltakt, der zu Beginn nicht schneller als 80 Schläge pro Minute, aber auch nicht weniger als 65 Schläge pro Minute enthalten sollte. Diese definierte Rhythmusvorgabe führt die Koordination der Schultergürtelmuskulatur an ihr Limit.

Am Tempo könnte man nun einen Koordinationswert ablesen, der aber als Befunditem für die physiotherapeutische Praxis zu weit geht. Bei der Behandlung von Sportlern, Musikern, Tänzern oder Bergsteigern könnte er eine entsprechend angeglichene Dosierung ergeben.

Die sich gesund fühlenden Physiotherapeuten, die in meine Ausbildung kommen, können diese Übung nicht spontan ausführen. Mit aktiv-assistiver Hilfe schaffen ca. 50% von ihnen eine Frequenz von circa 80 Schlägen pro Minute.

Wichtig ist es, die koordinative Schwäche zu erkennen und die Vorbehandlung erneut zu starten. Ein Durchsetzten dieser Übung gegen den Wiederstand der Strukturen führt nicht zum gewünschten Ziel.

Variationen

Diese Übung können Sie rhythmisch gestalten, indem Sie zu einem Lied aus dem Radio, zu Hause oder im Auto üben und dazu die Bewegungen in Ihrem Tempo wählen. Wenn Sie merken, dass Sie sich verspannen oder die Muskulatur zu krampfen beginnt, unterbrechen Sie diese Übung, gehen in Ihre symmetrische Ausgangsstellung zurück, die unbedingt schmerzfrei sein sollte und spüren die Seiten nach im Vergleich.

Seitenvergleich

Sie fragen sich, ob rechts die drei Punkte ebenso deutlich zu spüren sind wie links, ob Sie von Ihrem Körpergewicht rechts ebensoviel spüren wie links, ob die Spannung im rechten Unterarm von der im linken Unterarm abweicht, ob die Spannung im rechten Oberarm von der im linken Oberarm abweicht, und ob Sie die Spannung im Bauch, im Rücken und im Nacken auf ein Mindestmaß reduzieren können.

Atmung

Tief durch die Nase einatmen, gegen den Lippenwiderstand ganz ausatmen, nochmals tief durch die Nase einatmen und in Ihrem eigenen Rhythmus staccato vollständig ausatmen, nachatmen, soviel für Sie notwendig ist.

Aufstehen

Wenn Sie jetzt aus dieser Position aufstehen möchten, dann strecken Sie sich, atmen noch einmal tief durch und üben kurz die Bewegungen der Schultern mit offenen Augen durch. Ihr Kreislauf wird dadurch stabil. Sie

Bei der Anwendung von Musik können zwei Vier-Vierteltakte zusammengefasst werden, die einen synchronen Ablauf zwischen der sich bewegenden Extremität und der Musik hervorrufen. Die Anweisung lautet dann auf acht Schläge verteilt: Kleiner Finger, Ringfinger, Mittelfinger, Zeigefinger, Daumen, Halten, Wechseln, Vor. Beginnt wieder bei eins für die andere Seite. Zu Beginn der Übung bleibt die erste Schulter stehen, da das „vor" der neuen Seite erst auf den letzten Schlag des zweiten Taktes erfolgt.

Die Anweisungen zur Beendigung der Autostimulation, die nur hier am Ende erscheinen, sollten am Ende eines jeden Übungsabschnittes durchgeführt werden.

testen am Ende, ob Sie nun auch wieder im Stehen die drei Punkte an den Füßen: Ferse Großzehenballen, Kleinzehenballen gleichmäßig belasten und die Schultern frei bewegen können, wenn die Hände an der Wand oder auf einem Tisch abgelegt werden.

Abschluss
Diese Übung lässt sich an einer roten Ampel am Lenkrad, im Geschäft in der Schlange, am Einkaufswagen oder in der U-Bahn mit den Händen auf den Knien leicht durchführen, sodass Sie Ihr Übungsangebot auf den ganzen Tag verteilen können.

Je häufiger die Autostimulation durchgeführt wird, umso schneller stabilisiert sich ein schmerzfreier Zustand. Beherrscht der Patient diese Übungen, so wird er sie den ganzen Tag unauffällig einschieben können und es bald bedauern, dass er sich nicht mehr die Zeit nimmt, die Autostimulation in ihrer ganzen Form durchzuführen.

9 Das Bahnungssystem TER Blum und das viszerale System

9.1 Die Wechselwirkung zwischen inneren Organen und Haltungs- und Bewegungsapparat

In der Physiotherapie wurden die Funktionen der inneren Organe bisher wenig untersucht. Es gibt einige Ansätze, die Wechselwirkungen aufgreifen und therapeutische Behandlungsansätze aufzeigen. Die Atemtherapie und die Kolonmassage seien hier erwähnt. Ein Bewegungsauftrag innerhalb der Lehnert-Schroth-Technik soll z.B. durch die Einatmung in die konkave Seite die Ausrichtung im Sinne einer geraden Wirbelsäule erreichen. Ein weiteres Beispiel für eine Wechselwirkung ist die Durchblutungssteigerung unter anderem auch innerer Organe durch die Bindegewebsmassage. Die Bindegewebsmassage wird zur Unterstützung jeweiliger Therapien eingesetzt. Ihre Wirksamkeit wurde durch wissenschaftliche Untersuchungen nachgewiesen. Dr. Vojta konnte den Zusammenhang zwischen einer viszeralen Problematik (Dreimonatskoliken oder Durchfall) und sich verschlechternden motorischen Mustern durch die deutliche Veränderungen der Lagereaktionen bei den betroffenen Patienten nachweisen.

Es ist zu beachten, dass die inneren Organe mit den motorischen Mustern in Einklang stehen sollten. Die Korrekturen, die durch die Umgestaltung der motorischen Muster entstehen, werden nur dann einen dauerhaften Effekt zeigen, wenn auch die inneren Organe dieser Korrektur gefolgt sind (siehe Kap. 7.4, Darmgeräusche bei der Kopfeinstellung).

Die Wechselwirkung zwischen viszeralem System und Haltungs- und Bewegungsapparat wird in der Körperhaltung sichtbar, wenn z.B. lang andauernde Stresszustände oder emotionale Verletzungen vorliegen. Diese wirken auf den Bereich der inneren Organe, aber auch reflektorisch auf den Haltung- und Bewegungsapparat. Das Bahnungssystem TER Blum sieht den Haltungs- und Bewegungsapparat u.a. als Aufhängung der inneren Organe.

Ziel ist die Verbesserung der Beweglichkeit der inneren Organe, d.h. ihrer Verschiebbarkeit durch Atmung und Körperbewegung. Verbessern soll sich ferner die Beweglichkeit der Organe gegenüber ihren Verbindungen zur Körperwand. Die Körperwand enthält die Blut- und Lymphgefäße der Organe, sowie die Nerven zur Verbindung mit dem zentralen Nervensystem.

Im folgenden Abschnitt wird die osteopathische Sichtweise als Grundlage genutzt, da die aus empirischer Erfahrung beschriebenen Vorgänge dort sehr genau dargestellt sind. Die Osteopathie untersucht die Beweglichkeit der Organe untereinander, mögliche Einschränkungen in diesem Bereich und deren Auswirkungen auf das motorische Muster.

Man spricht von einer primären Dysfunktion, wenn die Beweglichkeit eines Gelenks oder eines Organs eingeschränkt ist. Dabei handelt es sich um eine Schutzreaktion des Körpers vor einer drohenden Schädigung an dieser Stelle. Eine sekundäre Dysfunktion entsteht als Anpassung an die bestehenden Bewegungseinschränkungen. Jede primäre Dysfunktion (z.B. ein blockierter Wirbel) schränkt die in ihrer Nachbarschaft liegenden Organe bzw. die damit funktionell verbundenen Bewegungen (Atmungsorgane, Herz, Leber, Nieren etc.) ein. Es ist wichtig, immer den Weg zur primären Dysfunktion zu suchen. Liegt die primäre Dysfunktion in der Funktionsweise eines inneren Organs, so sollte ein Osteopath, aber auch ein Internist zu Rate gezogen werden.

9.2 Die Verteilung der Nährstoffe

Die Verteilung der Nährstoffe im Körper zeigt deutlich die Bedeutung des viszeralen Systems und lässt Rückschlüsse auf die Wertigkeit der verschiedenen Strukturen im Körpersystem zu. Durch die Aufnahme von Nahrung und die Aufspaltung in die benötigten Anteile wird dem Körper Energie für verschiedene Funktionen geliefert. Der Körper wird dabei in fünf funktionelle Systeme eingeteilt. Die Verteilung der durch die Nahrungsaufnahme freigesetzten Energie stellt sich beim Gesunden wie folgt dar:

▷ ZNS, in der Osteopathie auch Neurosensorielles System (NSS) genannt: Gehirn, Rückenmark Wahrnehmungsorgane 30%
▷ rhythmisches System (RS): Herz, Lunge 10%

▷ metaboles System (MS): Verdauungsorgane 30%
▷ urogenitales System (UGS): Niere, Harnwege und Geschlechtsorgane 10%
▷ parietales System: Muskulatur, Skelettsystem 20%.

Auch wenn es sich hier nur um eine schematische Einteilung handelt, und es im individuellen Fall zu Veränderungen dieser Verteilung kommen kann, wird doch klar ersichtlich, wie hoch schon von Seiten des Energieverbrauchs das neurosensorielle System sowie das metabole System in ihrer Wertigkeit stehen. Ein vermehrter Energieverbrauch eines Systems durch Fehlhaltungen oder Funktionsstörungen wird über die anderen Systeme gestützt, indem dort Energie abgezogen wird. Weitere Fehlfunktionen sind die Folge. Dieses Abziehen von Energie bewegt sich in einer Spirale, die sich von außen nach innen fortsetzt. Diese Spirale beginnt innerhalb des parietalen Systems, wo sie an der geänderten Körperhaltung des Betreffenden zu sehen ist; am Ende dieser Spirale steht die Versorgung der lebenswichtigsten Funktionen wie der Nieren bzw. der Nebennieren, der Atmungsorgane und des Herz-Kreislaufsystems.

9.3 Überlegungen zum Tastbefund

Dem Tastbefund kann man Informationen über das innere Organsystem entnehmen. Um hier erfolgreich zu sein, sollte man die „Vier Stufen der Kompensation" kennen, die in den folgenden Strukturen eine Verteidigung aufbauen. Physiologischerweise ist der Bauch entspannt und reagiert nur auf tatsächliche Anforderungen aus der Schwerkraft mit Anspannung. Bei Spannungszuständen wird unterschieden zwischen der Hyper-/Hypotension, die den „Inhalt", d.h. die viszerale Masse, betrifft und dem Hyper-/Hypotonus, der Muskulatur und der Haut („Hülle").

▷ Die erste Stufe der Kompensation erzeugt eine Hypertension des „Inhaltes". Sie erfolgt über eine Volumenzunahme der betroffenen Struktur im metabolen System. Die „Hülle" antwortet darauf mit einem Hypotonus, also einem Spannungsabbau, um die betroffene Struktur nicht noch weiter unter Druck zu setzen. Dies kann als erste Phase der „Verteidigung" angesehen werden.
▷ Die zweite Stufe der Kompensation, die eintritt, wenn keine Verbesserung in Richtung Normotension und Normotonus erfolgt, ist die Entstehung einer Hypotension und eines Hypertonus, d.h. der „Inhalt" wird schlaff, und die „Hülle" baut Spannung auf, um einen Stütz anzubieten. Sollte hier eine Möglichkeit zur Einwirkung gefunden werden, erfolgt der Rückweg über Phase Eins in Richtung Normotonus.

▷ Die dritte Stufe der Kompensation tritt ein, wenn dieser Spannungsaufbau, d.h. die Rückführung zu Normotonus und Normotension, dem Körper nicht möglich ist. Hier setzt bereits die allgemeine Verteidigung des gesamten Systems, d.h. aller Strukturen, ein. Es kommt zur Hypertension des „Inhaltes" und zum Hypertonus der „Hülle" und unter anderem zur Aktivation des gesamten lymphatischen Systems.

▷ In der darauf folgenden vierten Stufe der Kompensation kommt es zu einer Fibrose, mit der Folge einer Hypotension und eines Hypotonus, der eine Enteroptose (Absinken des gesamten Bauchinhaltes) nach sich zieht.

9.4 Lage, Lageveränderungen und Beweglichkeit der inneren Organe

Als Voraussetzung zur Behandlung viszeraler Störungen ist es wichtig, die Bewegungsfähigkeit der Organe zu kennen. Die Bewegungsfähigkeit der Organe unterscheidet die Osteopathie mit drei Begriffen: Motilität, Mobilität und Motrizität. Aus der Allopathie kennen wir die Begriffe Mobilität und Motrizität.

Die *Mobilität* entsteht über die Einatmung. Durch das Absenken des Diaphragmas bei der Einatmung kommt es zu einer Verlagerung der inneren Organe nach kaudal und zu einer Kompression, da eine Erweiterung nach kaudal, über das kleine Becken hinaus nicht möglich ist. Die Parameter der Mobilität beschreiben sich mit der Einatmung und der Ausatmung.

Die *Motrizität* beschreibt die autonome Bewegung des Verdauungsapparates, die Peristaltik. Die Beweglichkeit in der Motrizität/Peristaltik kann hier nicht im Einzelnen aufgeführt werden, da es sich hierbei um eine autonome Funktion handelt, die vom Füllungszustand des Verdauungstraktes abhängt und deren Erläuterung zu weit führen würde.

Werden die Organbewegungen in ihrer *Motilität* beschrieben, ist als Grundlage die embryologische Entwicklung heranzuziehen. Es handelt sich um den Bewegungsweg, der von den inneren Organen während ihrer embryologischen Entwicklung durchschritten wurde und der das ganze Leben lang immer wiederholt wird. Bei der Beschreibung der Motilität bezeichnet die Osteopathie zur Unterscheidung der Bewegungsamplitude den durchschrittenen Bewegungshinweg mit Rotation Extern (RE)/Flexionsphase, den Rückweg mit Rotation Intern (RI)/Extensionsphase.

9.4 Lage, Lageveränderungen und Beweglichkeit der inneren Organe

Die Beschreibung der Organbewegung in Bezug auf die Motilität erfolgt hier nur für die Rotation Extern (RE)/Flexionsphase, und in Bezug auf den Körper des Patienten.

▷ Magen: Absenkung, Rotation nach rechts, Streckung der Curvatura minor (obere, hintere, konkave Krümmung des Magens) und Kantelung nach hinten
▷ Leber: Rotation nach rechts oben und Volumenzunahme
▷ Nieren: von unten/vorne nach oben/hinten mit einer Rotation nach medial
▷ Dünndarm: von außen nach innen, von unten nach oben und von links nach rechts. Gleichzeitig erfolgt eine Auffächerung der Dünndarmfalten. Embryologisch gesehen ist dies eine räumliche Rotation um 270°
▷ Caecum/Blinddarm: Absinken und Rotation nach medial, am Ende der Bewegung Aufstieg in der Fossa iliaca dextra und Rotation nach lateral
▷ Sigmoid/Enddarm: Aufsteigen nach links, hinten und Rotation nach außen *(Abb. 9.1)*.

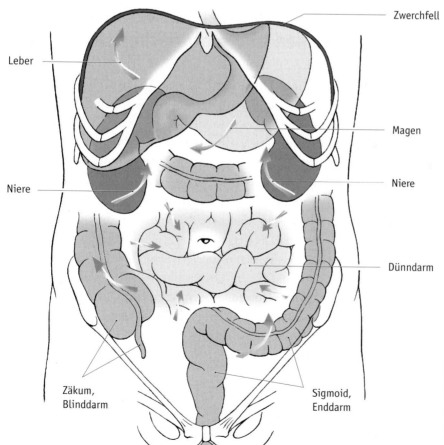

Abb. 9.1 Schematische Darstellung der inneren Organe und ihrer Bewegungsrichtungen.

Die Bewegungsmuster der Mobilität:
- Magen: Horizontalisierung und Öffnung der bulbo-duodenalen Verbindung. Das Ausfließen des Magens kann stattfinden.
- Leber: sinken, Horizontalisierung und Drehung nach links (Potenzialisierung des Omentum minus)
- Nieren: sinken und drehen nach innen, dabei kommt es zu einem Bogen über außen.
- Dünndarm: durch das Absinken des Peritoneum parietale posterior (Beeinflussung über die Zwerchfellpfeiler) kommt es zu einer Verlagerung des Dünndarms nach anterior, absinken nach rechts und aufgehen in sich selbst.
- Caecum/Blinddarm: nach unten und innen
- Sigmoid/Dickdarm: nach oben und Rotation nach rechts (dies bildet jedes Mal einen Stütz für die Leber).

9.5 Empirische Erfahrungen zur Verbindung von Organsystemen und motorischem Muster

Das Gewebe sämtlicher innerer Organe enthält mehr Flüssigkeit als der Haltungs- und Bewegungsapparat. Flüssigkeiten reagieren sichtlich schneller auf die Schwerkraft als ein Muskel. Die Flüssigkeiten werden bereits bei Verlagerungen verändert, ohne dass sich deshalb gleich ein motorisches Muster umstellen muss. Wurde das motorische Muster, z. B. durch die Ausgangsstellung, die Autostimulation oder den therapeutischen Griff an ein Limit geführt, so wird nun das sanfte Überschreiten und Erweitern des Limits durch die freigesetzte Bewegungsfähigkeit des inneren Organsystems ausgelöst. Am deutlichsten ist hier die Atmungsbewegung zu erkennen; aber auch Bewegungen der Zellflüssigkeiten, der Peristaltik und des Herz-Kreislaufsystems spielen eine bedeutsame Rolle. Wurde das motorische Muster ausgelöst, und der innere Organtrakt antwortet nicht mit entsprechenden Bewegungen, kann das folgende Ursachen haben:
- Das Limit ist bereits weit überschritten, und eine Schutzreaktion des Körpers verhindert die wichtigen Folgekorrekturen der Organe. In diesem Fall muss das Limit neu untersucht werden; Grund: Das Muster der Extremität wurde zu nachlässig eingestellt.
- Es handelt sich ursächlich um ein Funktionsstörung im inneren Organbereich, die sich im motorischen Muster zeigt. An dieser Stelle muss die Therapie vermehrt auf die inneren Organe umgestellt werden und/oder ein Osteopath zu Rate gezogen werden.

9.5 Organsysteme und motorische Muster

▷ Der Patient verhindert aus Angst oder Höflichkeit lösende Reaktionen durch Gegenspannung, wenn z.B. der Bauch plötzlich kullert oder eine Gasentleerung verhindert werden soll. Auch dies gilt es zu erkennen. Manchmal kann ein kurzes Gespräch mit dem Patienten das Problem lösen.

Wird der Körper seiner optimalen Bewegungs-/Haltungsfähigkeit beraubt, schaltet er zur Absicherung seiner Systeme immer auf ein primitiveres Muster um, das bekannt, sicherer und sehr schnell stabilisierbar ist. Für die Therapie ergibt sich daraus, in welcher Richtung die Behandlung aufgebaut werden muss, um eine vollständige Lösung der Absicherungsfaktoren zu erhalten. Die Therapie soll weiterhin dem motorischen Muster die Möglichkeit geben, sich in optimaler Form neu in die Gesamtheit zu integrieren. Die Wechselwirkung zwischen motorischem Muster und inneren Organen zeigt sich in der Beschreibung der Behandlung (siehe Kap. 7) wie in der Beschreibung der Autostimulation (siehe Kap. 8). Das Aufheben einer primären Dysfunktion des Haltungs- und Bewegungsapparats kann durch die Bewegung der inneren Organe ausgelöst werden. Sollte die primäre Dysfunktion im inneren Organtrakt liegen, so kann häufig durch die Aufrichtung des Haltungs- und Bewegungsapparats und durch lösende Druck-Stauchimpulse, die an den unphysiologischen Fixpunkten des inneren Organbereichs gesetzt werden, eine Entfaltung erreicht werden. Der Körper kann nun seine physiologische Funktion wieder finden.

Im Folgenden werden Zusammenhänge beschrieben, die in der Behandlung häufig auftreten und bei der Therapie Beachtung finden sollten.

▷ Beispiel 1: Ist die Mobilität des Diaphragmas eingeschränkt (siehe die vier Phasen der Kompensation), kommt es zu einer Steigerung des Spannungszustands. Die Diaphragmapfeiler bilden eine Verzahnung des Musculus psoas major und der ventral liegenden Nieren auf Höhe der Lendenwirbelsäule, sodass bei jeder Inspiration die Nieren in ihrer Kapsel eine Bewegungsdynamisierung nach kaudal erhalten. Also kann auch ein verspanntes Diaphragma die beschriebene Folgekette auslösen und Ursache für eine Hüftarthrose oder einen Bandscheibenvorfall sein.

▷ Beispiel 2: Die Einschränkung der Beweglichkeit der rechten Niere kann sich auch über die Leber installieren. Erhält der Körper eines Sportlers z.B. nicht die richtige Ernährung, kann es zu einer Dysfunktion in der Beweglichkeit des Darmes kommen. Sigmoid, Dünndarm und Colon transversum besitzen durch ihre Aufhängungsmechanismen (die drei Blätter von Glenard) die Funktion, sich bei der Verdauung nach oben rechts zu entfalten. Diese Funktion stellt eine Stütze und eine Dynamisierung für die Leber dar. Entfällt diese

Funktion, kann dies zu einer Senkung der Leber führen. Beeinflusst durch die Area nuda wird hier das Diaphragma und dadurch evtl. auch die rechte Niere. Es kann auch direkt eine Weiterleitung der Fehlfunktion in Richtung Niere erfolgen, zumal die Fixation der Niere in diesem Zusammenhang als eine Hilfsmöglichkeit des Körpers gesehen werden kann, um der Leber wieder zu einer Stütze zu verhelfen.

▷ Beispiel 3: Die Einwirkungsmöglichkeiten zeigten sich uns sehr beeindruckend bei einer 27jährigen Patientin mit einer Tetraspastik. Außerhalb ihrer sonstigen Problematik hatte sie im Gesichts- und Halsbereich entzündliche eitrige Hautdefekte. Über die Beeinflussung des motorischen Musters aus der unteren Extremität wurde eine massive Fixation im Bereich rechte Niere und Leber festgestellt und dies, obwohl sich der gesamte Bauchraum in der vierten Stufe der Kompensation (s.o.) befand. Durch den vermehrten Einsatz von Druck-Stauchimpulsen im viszeralen Bereich sowie im Gesichts- und Halsbereich war nach einiger Zeit eine Verbesserung der Haut festzustellen.

▷ Beispiel 4: Genauso findet sich hier aus der Sichtweise von TER Blum (auch der Osteopathie) eine Erklärungsmöglichkeit für die eingangs geschilderte Verschlechterung von Lagereaktionen innerhalb der Vojta-Therapie bei Kindern mit Durchfall. Abgesehen von den schädlichen Einflüssen, die auf der physiologischen Seite bestehen, ist auch eine anatomische Relation aufzeigbar. Bei einer Durchfallerkrankung unterliegt der gesamte Bauchinhalt einer funktionellen Ptose/Absenkung. Allein über die Fixation des Magens/Oesophagus an der Schädelbasis (Tuberculum pharyngeum) kommt es zu einer Fehlstellung im atlanto-occipitalen Übergang, die eine Abweichungen der Lagereaktionen provoziert. Durch eine Nichtbehandlung kann sich die Fehlfunktion sowohl im viszeralen wie auch im parietalen System installieren. Ob dies ein Grund für die Entstehung einer idiopathischen Skoliose sein könnte, müssen weitere Untersuchungen in dieser Richtung zeigen.

▷ Beispiel 5: Das Entstehen des Retraktionsmusters im Oberarm unter Berücksichtigung der embryologischen Entwicklung. Das Gewicht der Leber ist zu 60% an der rechten Klavikula aufgehängt. Bei einer Hepatoptose/Absenkung der Leber wird durch den Zug die Klavikula in eine anteriore Rotation gebracht. Der Arm kommt aus einer Innenrotationsstellung. Die anteriore Rotation der Klavikula unterstützt die hierbei auftretende Protraktionsstellung des Schultergelenks bei Retraktion des Armes. Zeigt sich bei einem Neugeborenen eine Leberproblematik und die Einstellung des beschriebenen motorischen Musters, kann der Unterarmstütz nie optimal erreicht werden. Für den Unterarmstütz muss die posteriore Rotation der Klavikula auf jeden Fall vorhanden sein.

9.5 Organsysteme und motorische Muster

Aus diesen wenigen Beispielen wird deutlich, wie wertvoll ein umfangreicher und exakter Befund ist und welche immensen Eingriffsmöglichkeiten sich für TER Blum in diesem Bereich eröffnen. Der Druck-Stauchimpuls kann auf dem Bauch genauso gesetzt werden, wie auf den Extremitäten mit Rücksicht auf Gewebespannung und -bewegung. Gesunde und mobile Organe weichen dem Druck aus. Feste Stellen und unbewegliche Strukturen zeigen deutlich den fehlerhaften oder kompensatorischen Fixpunkt.

10 Beobachtungen am Vierfüßler

10.1 Vergleich der Gangabläufe bei Vierfüßler und Mensch am Beispiel Pferd

Das Pferd besitzt drei Grundgangarten: Schritt, Trab und Galopp. Der Schritt des Pferdes erfolgt gleichseitig, aber nicht gleichzeitig. Der linke Hinterfuß fußt ab, schwingt vor und setzt wieder auf, darauf folgt der linke Vorderfuß, fußt ab, schwingt nach vorn und fußt wieder auf. Das Gleiche wiederholt sich dann auf der rechten Seite.

Der Mensch benutzt diese Gangart nur kurz in der beginnenden Krabbelphase zwischen dem achten und zehnten Monat. Werden die Füße gleichseitig und gleichzeitig aufgesetzt, so spricht man von Passgang.

Der Trab des Pferdes verläuft im Kreuzmuster: das diagonale Beinpaar fußt gleichzeitig auf und wieder ab, dazwischen entsteht eine freie Schwebephase. Mit dem Kreuzmuster, das der Vierfüßler nur im Trabe mit freier Schwebephase benutzt, können Kleinkinder ab dem 10. Lebensmonat ohne Schwebephase schnell vorwärts krabbeln.

Der Galopp ist eine weiche, gesprungene Gangart, die in vier Phasen verläuft und drei Schläge durch Auffußen erreicht. Der Bewegungsablauf ist mit dem Belastungsbild des menschlichen Fußes beim Gehen identisch. Der Vierfüßler beginnt (beim Rechtsgalopp) mit dem hinteren linken Fuß, setzt danach das diagonale Beinpaar – hinten rechts vorne links – hinzu, hebt den hinteren linken Fuß wieder ab, löst sich also aus diesem Dreieck und setzt den vorderen rechten Fuß hinzu, um ein erneutes vorderes Dreieck aufzubauen; anschließend löst er das diagonale Beinpaar und als letztes den rechten Vorderfuß. Danach folgt eine freie Schwebephase *(Abb. 10.1)*.

10.1 Vergleich der Gangabläufe bei Vierfüßler und Mensch am Beispiel Pferd

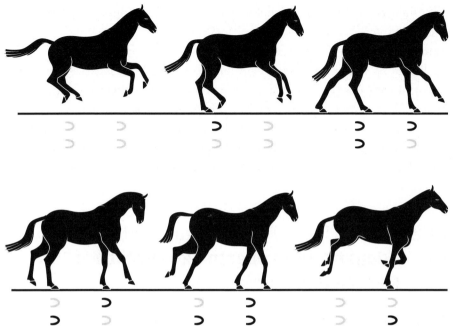

Abb. 10.1 Schematische Darstellung der Fußbelastung eines galoppierenden Pferdes: Moment der freien Schwebe, Einbein-Stütze, Dreibein-Stütze, Zweibein-Stütze, Dreibein-Stütze, Einbein-Stütze.

Dieses Bewegungsbild lässt sich bei allen Vierfüßlern, die sich auf dem Land fortbewegen, wiederfinden. In Stützfunktionen unterteilt beginnt die Bewegung mit einer abfedernden Einbeinstütze. Diese wird stabilisiert durch die folgende hintere Dreibeinstütze. Über die Zweibeinstütze kommt das Pferd vergleichbar einer Schaukelbewegung zur Stabilisierung der vorderen Dreibeinstütze und findet seinen Absprung in der Einbeinstütze (1-3-2-3-1-Punkt-Stütze).

Im Unterschied zum Vierfüßler stehen dem Menschen nur zwei Extremitäten zur Verfügung, doch auch hier gilt das gleiche Dreier-Muster: Beim Gehen setzt der Mensch zunächst mit der Ferse auf, dann folgen Kleinzehen- und Großzehenballen. Das so entstandene Dreieck dient der Stabilisierung. Dann hebt die Ferse ab, die Zehen setzen auf dem Boden auf, und es entsteht ein vorderes Stabilisierungsdreieck. Danach hebt die Ballenreihe ab, der Großzeh kann sich aber noch abstützen (1-3-2-3-1-Punkt-Stütze). Versucht man nun eine Rhythmik zu definieren, so findet man den Vierviertteltakt beim Pferd im Galopp, beim Menschen aber, durch das Auslassen der freien Schwebephase beim Gehen, einen Dreivierteltakt. Zählt man zu jedem Auffußen den Takt mit, so entsteht:
/ ein da da / zwei da da / drei da da / vier da da.
Will man nun einen flüssigen Gang beim Menschen erreichen, so zählt man pro Schritt:

rechts links rechts / links rechts links / rechts links rechts / links rechts links, zur Vereinfachung:
ein da da / zwei da da / drei da da / vier da da.
Die Betonung wechselt von rechts auf links und zurück auf rechts. Daher führt die Asymmetrie des Dreivierteltaktes zur Symmetrie des taktreinen Gangs.
Ohne Aufwand kann auf diese Weise TER Blum im Alltag integriert werden:
▷ Als genaue Autostimulation für die Fußmotorik: beim langsamen Flanieren (innerhalb der einzelnen Phasen der Fußbelastung) wird bis drei gezählt.
▷ Für den rhythmisch und zügigen Gang: innerhalb der Schritte wird bis drei gezählt.

10.2 Vergleich der Funktion zur ventralen Adduktion der oberen Extremität bei Mensch und Tier

Im Kapitel Kinesiologie wurde die Umstellung des oberen Sprunggelenkes, beginnend in der Fetalphase und endend mit der planen Fußbelastung nach dem ersten Lebensjahr aufgezeigt. Die lange Phase, die der Mensch braucht, um die plane Fußbelastung zu erlernen, zeigt deutlich die Anforderung, die diese Funktion an unsere Koordination stellt. Diese Funktion ist aber zusätzlich für die Funktion der oberen Extremität verantwortlich. Eine weitere Beobachtung im Vergleich mit dem Vierfüßler zeigt, dass diese immer dann eine gute ventrale Koordination, also eine Hand-Hand Koordination der oberen Extremität zeigen, wenn es ihnen möglich ist, ihren Stütz auf dem Kalkaneus aufzubauen (Beispiele hierfür sind Känguru, Eichhörnchen und Dinosaurier). Der primitive Spitzfuß wird hier durch die Dorsalextension im oberen Sprunggelenk aufgelöst, und es kommt zur Stützübernahme auf dem Kalkaneus. Durch den Fixpunkt am Kalkaneus und die dadurch provozierte Muskelfunktionsdifferenzierung führt die gewonnene Rumpfaufrichtung zur Stabilisation, die als Haltungshintergrund für die Hand-Hand Koordination aufzubauen ist. Es zeigt sich also, dass jede Funktionserweiterung der oberen Extremität nur im Zusammenhang mit der Arbeit an der unteren Extremität erreicht werden kann.

10.3 Die Behandlung des Vierfüßlers

Die Behandlung des Vierfüßlers gestaltet sich von der Ausgangstellung sehr viel einfacher als die des Menschen. Da der Vierfüßler durch den primitiven Extensorenstoß der Extremitäten sehr schnell zum Stehen kommt, trifft man den Patienten bereits auf vier Füßen stehend an. Somit hat der Vierfüßler bereits vier Fixpunkte aufgebaut. Diese bieten ihm eine sichere Ausgangsstellung für die Behandlung. Die Aktivierung wird bereits durch die Ausgangsstellung provoziert. Die mangelhaften Koordinationsketten sind deutlich analysierbar, da im unteren Bereich der Extremitäten distal keine aktive physiologische Rotation vorliegt. Deshalb kann jede stärkere Rotation schon als pathologisch angesehen werden. Im Vergleich zum Lot und der Horizontalen kann man aus dem Muster sofort die Kette herausarbeiten, die für ein Sehnen- oder Stellungsproblem verantwortlich ist. Den Fixpunkt am Ansatz setzen und am Ursprung lösen, und schon tritt die mangelhafte Kette in Aktion. Schwierig gestalten sich schmerzhafte Vorgänge, bei denen der Vierfüßler auszuweichen versucht. Ansonsten verläuft die Behandlung deutlich schneller als beim Menschen. Jack Meaghan beschreibt in seinem Buch „Muskelverspannungen bei Pferden", dass schon alleine durch das Lösen am Ursprung des Muskels eine 20%ige Leistungssteigerung zu erwarten ist.

Bei Hunden oder Katzen können natürlich sehr viel leichter die Positionen Rückenlage und Seitenlage, manchmal auch Bauchlage, genutzt werden. Der Hauptunterschied besteht darin, dass der Vierfüßler für seine Aufrichtung und Fortbewegung keine Rotation in den Extremitätengelenken benötigt und deshalb das Muster schon allein durch „gerade" oder „ungerade" definiert werden kann.

Als Beispiel hierfür sei ein kleiner Bär erwähnt. In einem deutschen Zoo wurde für einen kleinen Bären eine Kiste zum Lebensretter. Das Neugeborene konnte nicht aufstehen und der Mutter folgen. Nach einigen Wochen holten die Pfleger den Bären aus dem Gehege, und der Tierarzt röntgte das Junge, dessen Hüften luxiert schienen. Die Vermutung bestätigte sich, und so versuchten die Pfleger, den Bären in einer Kiste einzuklemmen damit er sich aufrichten konnte. Der Grund für die Hüftluxationen war der glatte Fliesenboden, auf dem das Junge keinen Fixpunkt aufbauen konnte. Seine Muskulatur konnte nicht differenzieren und somit richtete sich die Hüftpfanne nicht auf. Durch die Kiste konnten die Füße nicht länger nach außen rutschen, es entstand ein Punctum fixum. Durch den, wenn auch künstlich, vorgegebenen Fixpunkt bekommt die Muskulatur den Reiz zur Differenzierung, und die Hüftpfanne richtet sich über den Hüftkopf ein. Somit konnten die luxierten Hüften ausheilen.

Abschließend möchte ich noch erwähnen, dass die Arbeit am Vierfüßler, für mich waren es hauptsächlich die Pferde und Hunde in meinem Umfeld, einen entscheidenden Beitrag zur Verständlichkeit und Funktionsweise der Therapie beigetragen hat. Besonders die Wirkungsweise des Druck-Stauchimpulses, die Möglichkeit der Gelenkkorrektur, ohne passiv eine Bewegung durchzuführen, ohne passiven Überdruck auszuüben und mit der Rückrotation der einzelnen Knochen durch die Muskelfunktionsdifferenzierung eine Autokorrektur herzuleiten, wurde mir durch die Erfahrung bei einer Pferdebehandlung erst deutlich. Ein entsprechendes Erlebnis bot sich mir, als ich eines Sonntagsmorgens das Therapiepferd des Vereins für Reittherapie von Behinderten, in dem ich als Physiotherapeutin die fachliche Leitung übernommen hatte, versorgte. Da ich genügend Zeit hatte, begann ich, die, von Spring-, Dressur- und Jagdreiten verbrauchten Gelenke und Muskeln des damals 16jährigen Pferdes zu behandeln. Ich ging nach TER Blum vor und entschied mich nach einem kurzen Sichtbefund, die Behandlung am vorderen rechten Bein zu beginnen. Dieses Bein wies eine starke Außenrotationsstellung des Vorderfußwurzelgelenkes auf, das physiologischerweise aktiv keine Rotation machen kann, sondern lediglich über eine passive Rotationsfähigkeit verfügt. Ich begann am Huf und löste die eng stehenden Trachten, anschließend ließ ich das Tier den Fuß abstellen und begann fixierende und lösende Druck-Stauchimpulse am Hufgelenk zu setzen. Das Bein begann zu reagieren, blieb aber in einer Verdrehung des Vorderfußwurzelgelenkes stehen. Ich nahm alle meine Kraft zusammen, um einen zirkulären, fixierenden Druck-Stauch-

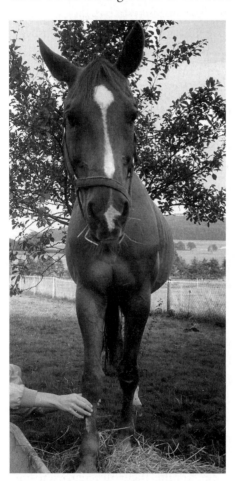

Abb. 10.2 Behandlung des rechten Vorderbeines des Therapiepferdes Chyraz. An der aufgezeichneten Achse ist klar erkennbar, dass das Vorderbein im Vorderfußwurzelgelenk eine Achsenfehlstellung aufweist, auch wenn das Pferd in dieser Sequenz nicht gleichmäßig auf allen vier Füßen steht.

impuls am Vorderfußwurzelgelenk zu setzen. Die Wahrscheinlichkeit, dass das ganze, schwere, alte Pferd meinem Impuls folgen würde, erschien mir zweifelhaft. Die Tatsache, dass es dann vorne links, hinten rechts, und hinten links drehend nach links vorne trat und der rechte, von mir anvisierte Unterarm sich auf der Vorderröhre zur momentanen, optimalen Mittelstellung zurückdrehte, hat mich eines Besseren belehrt. Diese Bewegung kann auch als Schaftrotation beschrieben werden. Der Knochen dreht sich innerhalb der Hülle. Die natürliche Reaktion eines Vierfüßlers verdeutlicht dem lernenden Physiotherapeuten die systematische Vorgehensweise der TER Blum Behandlung *(Abb. 10.2 und 10.3)*.

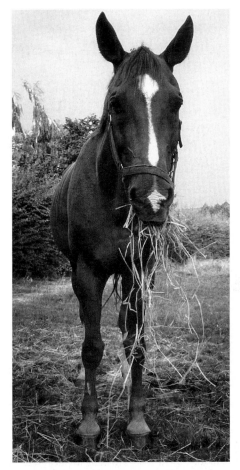

Abb. 10.3 Zustand nach der Behandlung des rechten Vorderbeines. Das Bein steht gerade in der Achse.

11 Patientenbeispiele

11.1 Felix

Bei der kinesiologischen Analyse haben wir Felix bereits kennen gelernt, der mit einer Diparese als Zustand nach Hydrozephalus und entsprechender Shuntversorgung bei Zwillingsgeburt 1993 in meine Praxis kam. Felix war zu diesem Zeitpunkt fünf Jahre alt und wurde von Geburt an nach der Vojta-Methode behandelt. Die Mutter erklärte, dass sie selbst diese Therapieform physisch nicht weiterführen könne, da der Junge zu kräftig sei. Durch die Vojta-Therapie verfügte er über einen außerordentlich stark ausgeprägten Rumpf. Felix brachte deutlich zum Ausdruck, dass er jetzt laufen lernen wolle. Bei der kinesiologischen Analyse (s. Kap. 5) erhielt er für die ausgewählten Funktionen einen Koordinationskoeffizienten im Mittelwert von 0,50. Zur Gesamteinschätzung von Quantität und Qualität müssen beide Bögen der kinesiologischen Analyse nach Blum bewertet werden. Seine derzeitige maximale Funktion ist das Stehen an der Wand mit überwiegender Gewichtsverlagerung an die Wand. Freies Stehen mit Halten an den Händen ist nicht möglich; mit Hilfe des Rollators kann er kurze Strecken, eher schleifend als gehend, bewältigen. Insgesamt erreicht er quantitativ einen Koordinationskoeffizienten von 0,61 und einen Koordinationskoeffizienten für die Qualität von 0,59. Daraus resultiert für 1993 ein Koordinationskoeffizient (KK) für Quantität und Qualität von 0,59. Seine Entwicklung in den folgenden Jahren zeigt die Veränderungen *(Abb. 11.1)*.

2002 erreicht Felix in der Quantität einen KK von 0,37 und in der Qualität einen KK von 0,43. Daraus resultiert für 2002 ein Koordinationskoeffizient für Qualität und Quantität von 0,40.

Deutlich werden neben der Veränderung seiner Muster auch sein Wachstum und

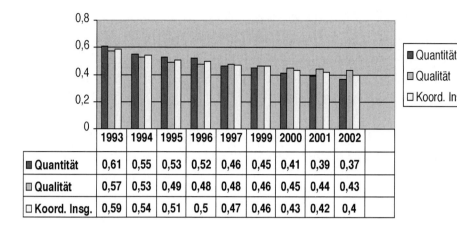

Abb. 11.1 Übersicht der Koordinationskoeffizienten nach Blum aus den Jahren 1993–2002 für Felix.

seine pubertäre Entwicklung, die stark auf die Verkürzungen der Muskulatur wirken. In dieser Phase ist das vorrangige Ziel, einer Verschlechterung entgegenzuwirken. Es zeigt sich immer deutlicher, dass der Junge eine massive Blockade im linken Kniegelenk aufweist, provoziert durch eine extreme Außenrotation des Unterschenkels, durch die man die tonischen Einflüsse auf den Fuß kaum reduzieren kann. Diese Kniegelenksblockade habe ich bei anderen Patienten ebenfalls beobachten können. Die physiologische Entfaltung des Knies zeigt sich zwischen dem fünften und siebten Monat in Rückenlage durch die Flexion der Hüften und Extension der Knie, bei gehaltener Dorsalextension im oberen Sprunggelenk und Mittelstellung im unteren Sprunggelenk. Diese Funktion sollte bei der Behandlung ständig überprüft werden. Hat sich hier erst eine Kontraktur gebildet, ist die Behandlung langwierig und sehr belastend für Patient und Therapeut. In der Einzelübersicht wird deutlich, dass der linke Fuß und die linke Hüfte die geringsten Verbesserungen aufweisen und das motorische Problem hier seinen Ursprung findet *(Abb. 11.2)*.

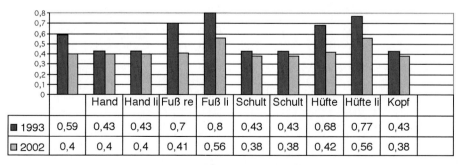

Abb. 11.2 Übersicht der Funktionen aus der Kinesiologischen Analyse nach Blum aus den Jahren 1993–2002 für Felix.

Felix wird ein- bis zweimal die Woche behandelt, circa 70mal im Jahr für jeweils 60 Minuten. Gehen an der Hand (mit Hilfe eines Fixpunktes auf glatter Unterlage und mit Hilfe von zwei Fixpunkten bei unruhigem Untergrund) ist für Felix jederzeit möglich. Das freie Gehen gelingt ihm nur kurzfristig, je nach seiner Verfassung drei bis sieben Tritte.

Die Fotos sind nicht nur chronologisch, sondern thematisch geordnet, damit die verschiedenen Positionen sichtbar und dadurch vergleichbar werden.

Die **Fotoserie Abb. 11.3 a–h** zeigt die Funktionen Seitsitz rechts und links. Deutlich erkennbar ist 1993 (11.3 a, b) die Einschränkung der linken aber auch der rechten Hüfte. 1994 (11.3 c, d) ist bereits eine deutliche Verbesserung der linken Hüfte zu verzeichnen und in den weiteren Jahren 1996 (11.3 e, f) und 2002 (11.3 g, h) erkennt man deutlich die dazugehörige Streckung des Rumpfes *(Abb. 11.3 a–h)*.

Abb. 11.3
Felix, Seitsitz rechts und links vergleichend aus verschiedenen Jahren (1993: a, b; 1994: c, d; 1996: e, f; 2002: g, h).

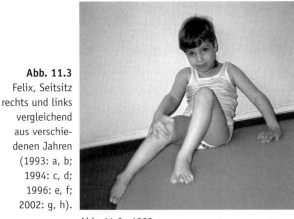

Abb. 11.3a 1993

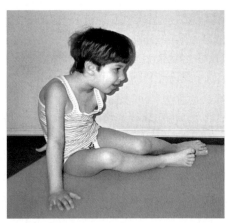

Abb. 11.3b 1993

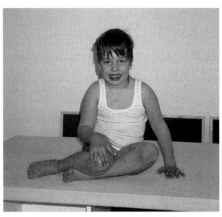

Abb. 11.3c 1994

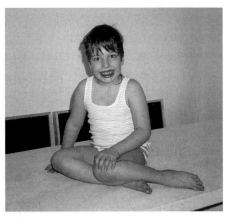

Abb. 11.3d 1994

11.1 Felix

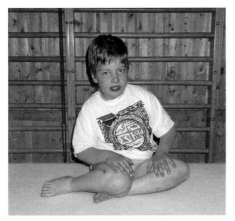

Abb. 11.3e 1996

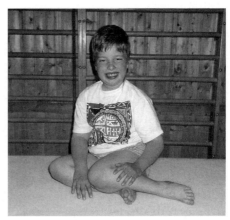

Abb. 11.3f 1996

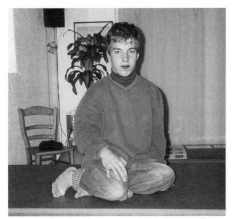

Abb. 11.3g 2002

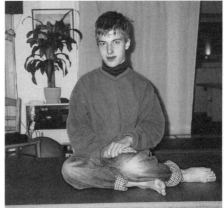

Abb. 11.3h 2002

Die **Fotoserie Abb. 11.4 a–k** zeigt die Funktionen Kniestand, Halbkniestand rechts und links. 1993 (11.4 a, b, c) ist keine wirkliche Umstellung der Hüften, der Knie und der Füße festzustellen. 1994 (11.4 d, e, f) und 1996 (11.4 g, h, i) beginnt eine Umstellungsfunktion der Füße, der Knie und der Hüften, sodass die Gelenke erstmals diese Positionen wirklich einnehmen können. Die Abbildungen 11.4 j, k zeigen zum Vergleich Felix im Jahr 2002 *(Abb. 11.4 a–k)*.

Die **Fotoserie Abb. 11.5 a–h** zeigt die Funktionen Einbeinstand links, rechts. 1993 (11.5 a, b) ist es Felix überhaupt nicht möglich, den rechten Fuß abzuheben. 1994 (11.5 c, d) und 1996 (11.5 e, f) ist bei deutlicher Gewichtabgabe an die Wand das Lösen des rechten Fußes möglich. 2002 (11.5 g, h) ist eine deutliche Streckung beider Beine zu erkennen. In dieser Position wird die oben beschriebene Blockade des linken Knies besonders sichtbar *(Abb. 11.5 a–h)*.

Kapitel 11 — Patientenbeispiele

Abb. 11.4 Felix, Kniestand, Halbkniestand rechts und links vergleichend aus verschiedenen Jahren (1993: a, b, i; 1994: c, d, j; 1996: e, f, k; 2002: g, h).

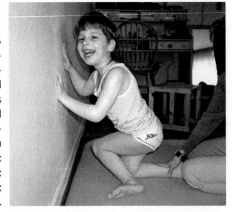

Abb. 11.4a 1993

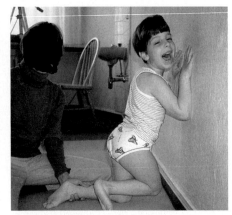

Abb. 11.4b 1993

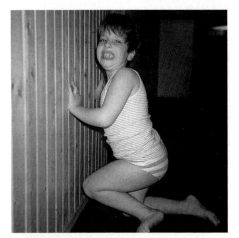

Abb. 11.4c 1994

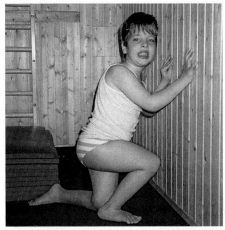

Abb. 11.4d 1994

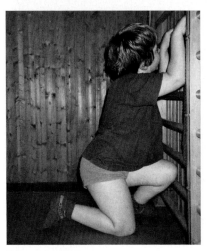

Abb. 11.4e 1996

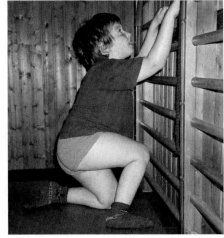

Abb. 11.4f 1996

11.1 Felix

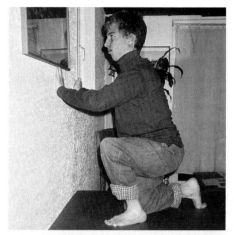
Abb. 11.4g 2002

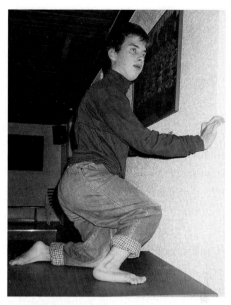
Abb. 11.4h 2002

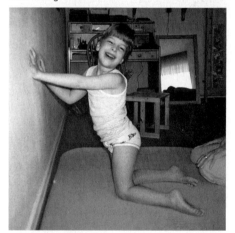
Abb. 11.4i 1993

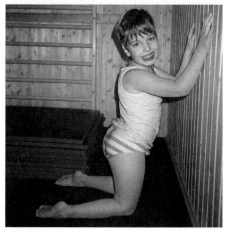
Abb. 11.4j 1994

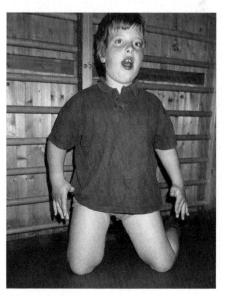
Abb. 11.4k 1996

Abb. 11.5
Felix, Einbeinstand links und rechts vergleichend aus verschiedenen Jahren (1993: a, b; 1994: c, d; 1996: e, f; 2002: g, h).

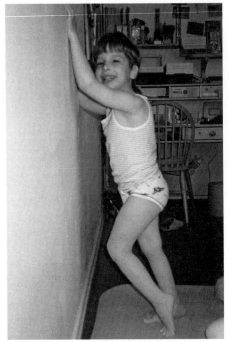

Abb. 11.5a 1993

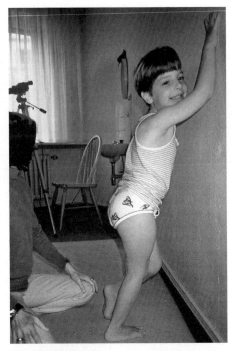

Abb. 11.5b 1993

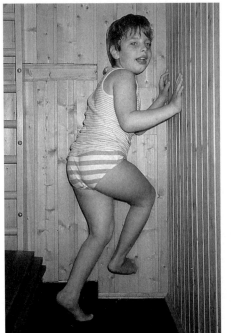

Abb. 11.5c 1994

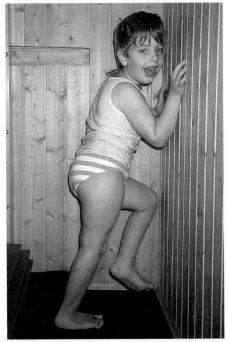

Abb. 11.5d 1994

11.1 Felix

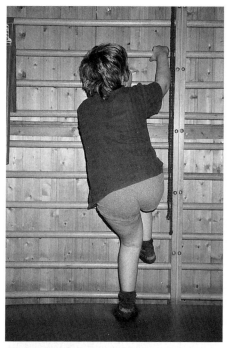

Abb. 11.5e 1996

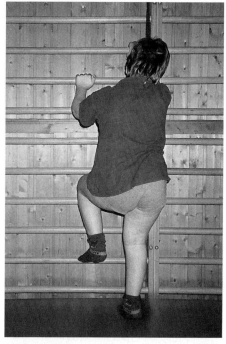

Abb. 11.5f 1996

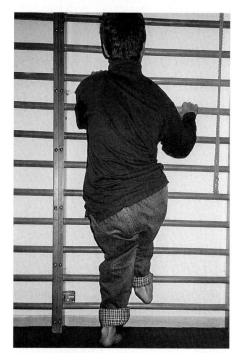

Abb. 11.5g 2002

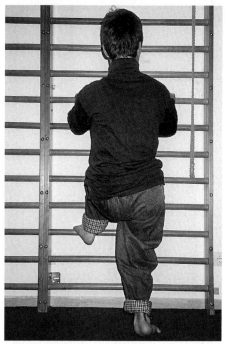

Abb. 11.5h 2002

Kapitel 11 Patientenbeispiele

Die **Fotoserie Abb. 11.6 a–k** zeigt die Funktionen Sitz und Stand. 1993 (11.6 a, b) zeigt Felix starke tonische Einflüsse auf die Fußmotorik im Sitz mit dauerhaftem Fußgreifreflex, links dominanter als rechts. Im Stand löst sich der Fußgreif-

Abb. 11.6
Felix, Sitz und Stand vergleichend aus verschiedenen Jahren (1993: a, b; 1994: c, d; 1995: e, f; 1997: g, h; 2001: i, j; 2002: k).

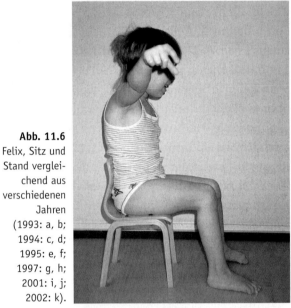

Abb. 11.6a 1993   Abb. 11.6b 1993

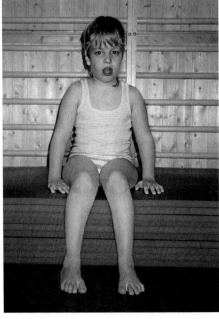   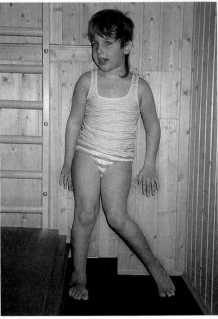

Abb. 11.6c 1994   Abb. 11.6d 1994

11.1 Felix

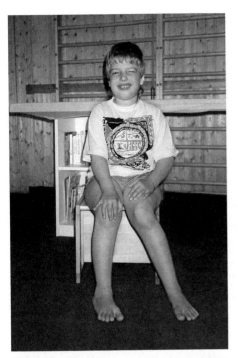

Abb. 11.6e 1995

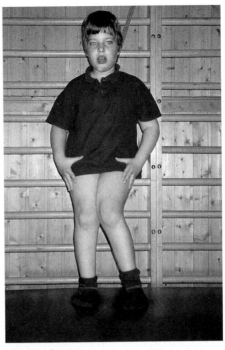

Abb. 11.6f 1995

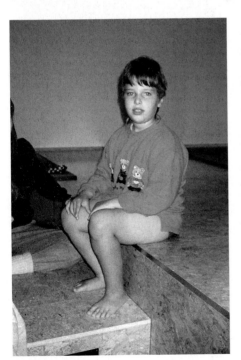

Abb. 11.6g 1997

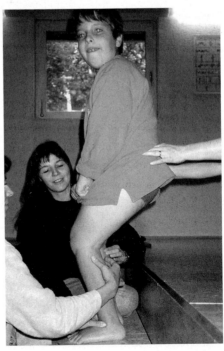

Abb. 11.6h 1997

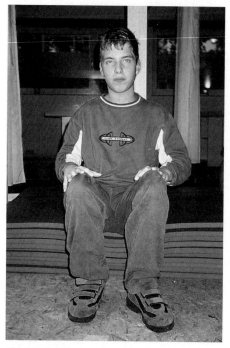

Abb. 11.6i 2001

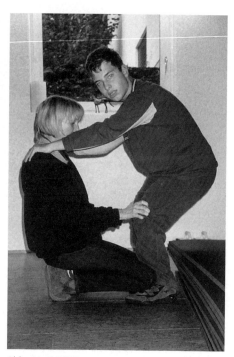

Abb. 11.6j 2001

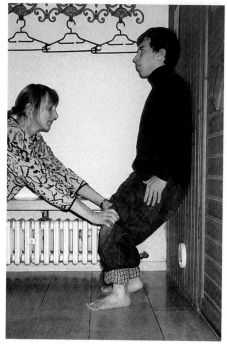

Abb. 11.6k 2002

reflex rechts durch das Tragen des gesamten Körpergewichts auf, der linke Fuß wird allerdings nur zum Abstützen in extrem tonischer Spitzfußstellung genutzt. In den folgenden Jahren 1994 (11.6 c, d), 1995 (11.6 e, f), 1997 (11.6 g, h), 2001 (11.6 i, j) zeigt Felix deutlich die verbesserte Einstellung der Füße, besonders links, plane Fußbelastung bei 90° Knie- und Hüftflexion. Im Stehen kommt diese Funktionserweiterung später, da die zusätzliche Streckung der Knie den Spitzfuß wieder provoziert. 2002 (11.6 k) zeigt die plane Fußbelastung links im Stehen bei immer noch gebeugten Knien und Hüften *(Abb. 11.6 a–k)*.

11.2 Alex

Die Mutter eines 11jährigen Jungen meldete ihren Sohn 1993 bei mir in der Hippotherapie an. Der Junge hatte eine Zerebralparese mit Tetraspastik und stark einschießenden Dyskinesien. Seit seiner Geburt wurde der Junge nach der Vojta-Methode therapiert, und die Mutter brachte zum Ausdruck, dass sie selbst schon seit Jahren diese Übungen zu Hause nicht mehr praktizieren würde. Da die Hippotherapie für den Jungen sehr erfolgversprechend schien, die Blockierungen seines Körpers aber die Schwingungen des sich bewegenden Pferdes nicht absorbieren konnte, übernahm ich den Jungen in meine Praxis. Sein Koordinationskoeffizient lag zu Beginn der Therapie bei 0,73. Bereits nach einem halben Jahr zeigte er einen Koordinationskoeffizienten von 0,65. Deutlich wurde bei dieser Entwicklung, dass eine Blockade der Schultergelenke vorlag, die noch heute Probleme verursacht und seiner Hand-Handmotorik Schwierigkeiten bereitet. In den weiteren Entwicklungsjahren zeigte der Junge deutlich, dass die einschießenden Dyskinesien überwiegend von der Lendenwirbelsäule ausgelöst werden, die in einer starken Hyperlordose blockiert ist.

Die pubertäre Entwicklung hinderte mich bislang, die Arbeit im Unterbauch direkt fortzusetzen. Vielmehr ist das momentane Bestreben, dass er seine Fixpunkte selber zu suchen lernt. Findet er seine Fixpunkte, so ist es ihm möglich, mit der Gewissheit durch den Fixpunkt Halt zu erzeugen, weniger Tonus aufzubauen und mit leichter Unterstützung einer Hilfsperson die für ihn möglichen Strecken in der Wohnung oder auch im Freien zu gehen. Der Koordinationskoeffizient beträgt 1996, 0,58 und 1997 bereits 0,51. Im Jahr 2002 hat er einen Koordinationskoeffizienten von 0,45. Eine Verbesserung, die zeigt, dass die Behandlung nicht nur in frühen Jahren, sondern auch bei Älteren erfolgversprechend ist. Alex kommt einmal wöchentlich circa 70 Minuten und circa 35mal im Jahr zur Behandlung.

Die Fotoserie Abb. 11.7 a–e zeigt Alex 1993 (11.7 a, b) in Rückenlage, wobei der Kopf nicht in Mittelstellung gehalten werden kann. 1994 (11.7 c) schafft es Alex mit Hilfe der angestellten Beine an der Wand und beginnender Kniebeugung auch den Kopf in Mittelstellung zu halten und sogar die ventrale Adduktion der Hände zum Greifen, bzw. Festhalten an einem Spielzeug zu nutzen. 1997 (11.7 d) schaffte es Alex erstmals bei gestreckten Beinen, die ventrale Adduktion der Hände beizubehalten und den Kopf frei nach Wahl zu wenden. 2002 (11.7 e) zeigt Alex in Rückenlage mit angestellten Beinen an der Wand die deutlich verbesserte Kniebeugung *(Abb. 11.7 a–e).*

Kapitel 11 Patientenbeispiele

Abb. 11.7
Alex, Rückenlage vergleichend aus verschiedenen Jahren
(1993: a, b; 1994: c; 1997: d; 2002: e).

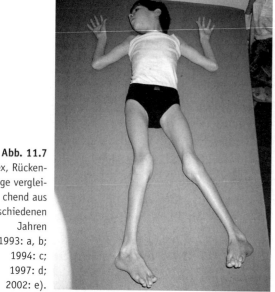

Abb. 11.7a 1993

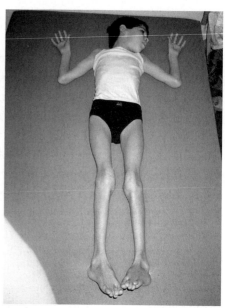

Abb. 11.7b 1993

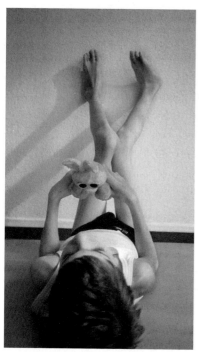

Abb. 11.7c 1994

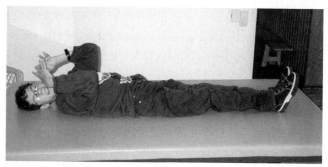

Abb. 11.7d 1997

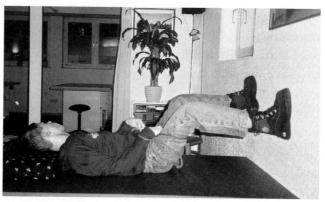

Abb. 11.7e 2002

Die **Fotoserie Abb 11.8 a–e** zeigt die Funktionen aus der Bauchlage. 1993 (11.8 a, b) hat Alex keine Chance, sich gegen die Schwerkraft aufzurichten. Die deutlich sichtbaren Blockaden der Schultergelenke lassen einen Bewegungsweg nach oben nicht zu. Er kann den Kopf aber zu beiden Seiten ablegen. 1994 (11.8 c) hat sich das Bild stark geändert, weil die Schultergelenkblockade aufgehoben war und der Weg nach oben jetzt frei wurde. 1996 (11.8 d, e) zeigt er bereits den beginnenden Dreipunktstütz, Greifen mit jeder Hand ist möglich, wobei die ventrale Aufrichtung noch keine diagonale Verbindung und somit keine Absicherung der Rotation zeigt *(Abb. 11.8 a–e)*.

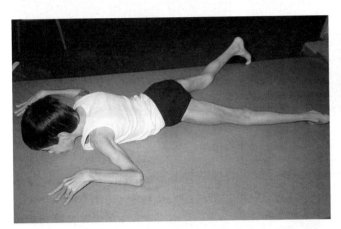

Abb. 11.8a 1993

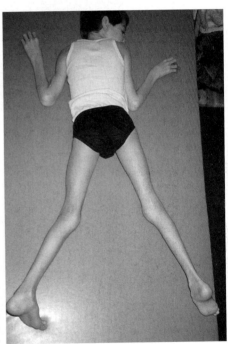

Abb. 11.8b 1993

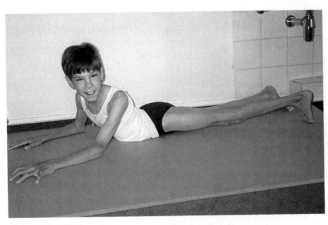

Abb. 11.8c 1994

Abb. 11.8
Alex, Bauchlage, vergleichend aus verschiedenen Jahren (1993: a, b; 1994: c; 1996: d, e).

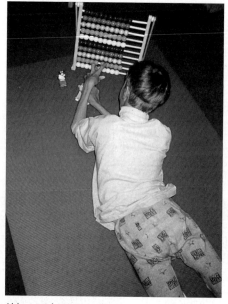

Abb. 11.8d 1996

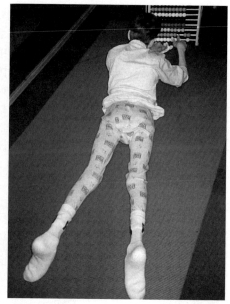

Abb. 11.8e 1996

Abb. 11.9
Alex, Vierfüßlerstand, vergleichend aus verschiedenen Jahren (1994: a; 1996: b).

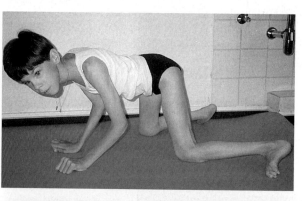

Abb. 11.9a 1994

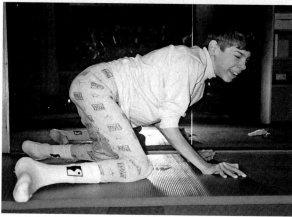

Abb. 11.9b 1996

Die **Fotoserie Abb. 11.9 a, b** zeigt die Funktion des Vierfüßlerstands, die 1994 (11.9 a) erstmals mit massiv tonischen Einflüssen möglich war. Das größte Problem war die Knieflexion bei gehaltenen Ellenbogenextension. 1996 (11.9 b) zeigt Alex immer noch tonische Einflüsse. Er ist aber in den Knie- und den Ellenbogengelenken freier geworden *(Abb. 11.9 a, b)*.

11.2 Alex

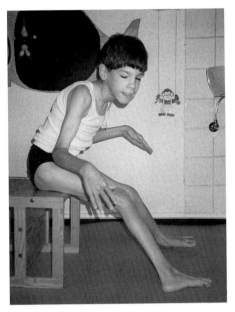

Abb. 11.10a 1994

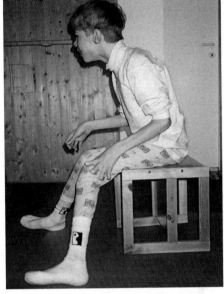

Abb. 11.10b 1996

Abb. 11.10
Alex, Sitz, vergleichend aus verschiedenen Jahren (1994: a; 1996: b; 2002 c).

Die **Fotoserie Abb. 11.10 a–c** zeigt die Funktion Sitz, die 1994 (11.10 a) mit massiv tonischen Einflüssen zu keiner stabilen Haltung führt, 1996 (11.10 b) bereits deutlich sicherer ist, wobei aber die Bewegungseinschränkungen die lockere Aufrichtung verhindern. 2002 (11.10 c) haben die Beweglichkeit soweit zugenommen und die tonischen Einflüsse soweit abgenommen, dass Alex ohne Probleme frei sitzen kann *(Abb. 11.10 a–c).*

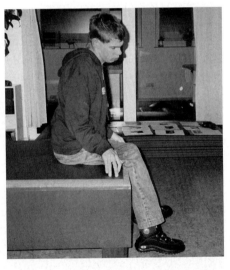

Abb. 11.10c 2002

Die **Abbildungen 11.11 a–c** zeigen die Funktion Stehen mit Festhalten. 1994 (11.11 a) kann Alex nur durch tonisches Festhalten in einer mittleren Höhe selbständig stehen. 1996 (11.11 b) zeigt Alex immer noch die tonischen Einflüsse, kann sich aber deutlich sicherer festhalten und innerhalb des Stehens seine Aufrichtung variieren. 2002 (11.11 c) kann sich Alex sogar an einer glatten Wand abstützen, wobei hier die tonischen Einflüsse besonders in den Händen sichtbar werden.

Kapitel 11 — Patientenbeispiele

Abb. 11.11 Alex, Stand, vergleichend aus verschiedenen Jahren (1994: a; 1996: b; 2002: c).

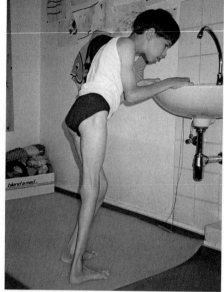

Abb. 11.11a 1994

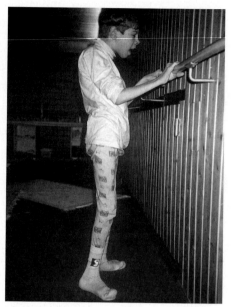

Abb. 11.11b 1996

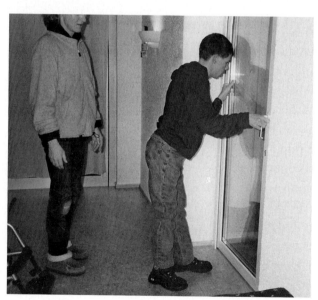

Abb. 11.11c 2002

Die **Abbildungen 11.12 a, b** zeigen die Funktion Gehen mit Hilfe/zwei Fixpunkte. 2002 *(Abb. 11.12 a, b)* kann Alex mit Unterstützung an den Händen bei mäßigen tonischen Einflüssen gehen.

Im Diagramm *(Abb. 11.13)* kann man den Verlauf von Alex in den Jahren 1993 bis 2002 im Überblick erkennen.

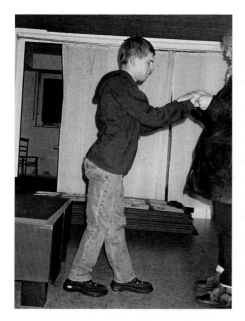
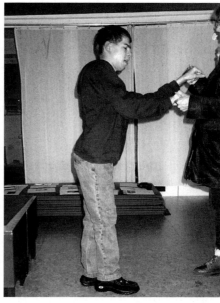

Abb. 11.12a und b
Alex, Gehen mit Hilfe/zwei Fixpunkte 2002: a, b.

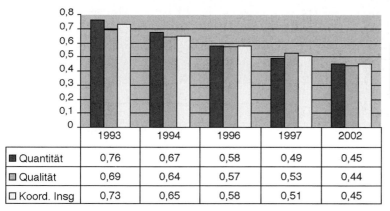

	1993	1994	1996	1997	2002
■ Quantität	0,76	0,67	0,58	0,49	0,45
▨ Qualität	0,69	0,64	0,57	0,53	0,44
□ Koord. Insg	0,73	0,65	0,58	0,51	0,45

Abb. 11.13
Übersicht der Koordinationskoeffizienten nach Blum 1993-2002 für Alex.

11.3 Roland

Als Roland zu mir in die Praxis kam, war er bereits 27 Jahre alt. Ein bekannter Therapeut rief mich an und fragte, ob ich die Behandlung übernehmen könne, es sei enorm schwierig, mit Roland die Therapie zu gestalten. Während der ersten Sitzung machte ich Bekanntschaft mit seiner außerordentlich stark ausgeprägten Spastik, die in Dyskinesien verstärkt wurde, sodass ich zum ersten Mal in meinem Leben Sorge hatte, mein Becken würde dem Adduktionsdruck seiner Beine nicht

Stand halten. Sein Koordinationskoeffizient 1995 von 0,80 verdeutlichte, dass er kaum noch über eine selbständige motorische Funktion verfügte. Das wichtigste Ziel war, eine deutliche Reduktion der Spastik und eine langsame Zunahme der Beweglichkeit zu erreichen. Die Sprunggelenke, Kniegelenke und Hüften schienen in einer dauerhaften Position fixiert, die im Rollstuhl sitzend dieselbe war wie liegend in Rückenlage. Rolands Sitz war überwiegend auf die untere LWS verlagert, und bei meinem ersten Versuch, ihn auf die Tischkante zu setzen, ist er mir fast vom Tisch gerutscht, weil ich diese hartnäckige Hüftstellung unterschätzt habe. Die sitzende Position verfälscht bei Roland natürlich den mittleren Befund, da er selbst nicht in diese Position kommen kann und innerhalb dieser Position keine Funktion zeigt. Dass sich seine Tonusverhältnisse geändert haben, ist deutlich sichtbar. Diese Vorarbeit macht sich jetzt erst in erweiterten Positionen bemerkbar, sodass sein Koordinationskoeffizient aus 1996 von 0,68 mit 0,63 im Jahr 1997, 0,6 im Jahr 2000 und sogar 0,59 im Jahr 2002 eine deutliche Verbesserung aufzeigt *(Abb. 11.14)*.

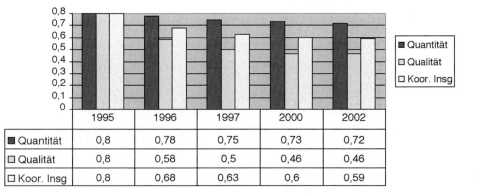

Abb. 11.14 Übersicht der Koordinationskoeffizienten nach Blum 1995-2002 für Roland.

Roland kommt zweimal die Woche circa 70 Minuten und circa 75mal im Jahr zur Behandlung. Wenn Roland den Transfer auf die eigenen Füße schafft, werde ich die Behandlung voraussichtlich auf einmal wöchentlich reduzieren können.

Die **Fotoserie Abb. 11.15 a–c** zeigt die Funktion Rückenlage, in der Roland 1995 (11.15 a) durch dominant tonische Einflüsse keinerlei Bewegungsfähigkeit zeigt. 1997 (11.15 b) ist ein deutliches Lösen seiner Dauerspastik in den Beinen und in den Armen zu sehen. 1999 (11.15 c) kommt es dann zum Absenken der Arme *(Abb. 11.15 a–c)*.

Die **Abbildungen 11.16 a und b** zeigen die Funktion Bauchlage, in die Roland erst 2000 (11.16 a) behandelt werden kann, die Aufrichtung zum Stütz lässt noch

11.3 Roland

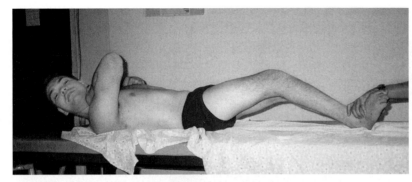

Abb. 11.15
Roland, Rückenlage, vergleichend aus verschiedenen Jahren (1995: a; 1997: b; 1999: c).

Abb. 11.15a 1995

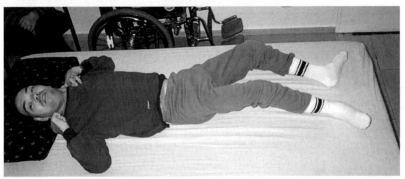

Abb. 11.15b 1997

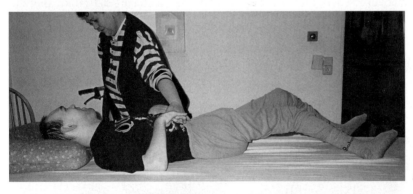

Abb. 11.15c 1999

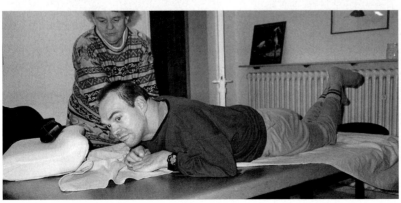

Abb. 11.16
Roland, Bauchlage, vergleichend aus verschiedenen Jahren (2000: a; 2002: b).

Abb. 11.16a 2000

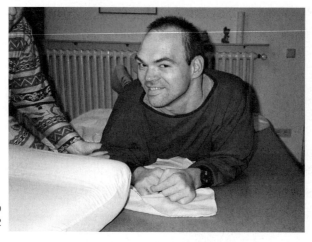

Abb. 11.16b
2002

keinen Bewegungsweg nach oben zu. 2002 (11.16 b) zeigt Roland einen beginnenden Unterarmstütz, der noch eine leichte Unterstützung am Ellenbogen-Fixpunkt benötigt *(Abb. 11.16 a, b)*.

Die **Fotoserie Abb. 11.17 a–c** zeigt die Funktion Sitzen. 1996 (11.17 a) ist ein freier Sitz nicht möglich. Der Sitz im Rollstuhl zeigt die Unbeweglichkeit in den Hüften und die starre Beinhaltung. 1997 (11.17 b) ist eine deutliche Umstellung der Hüften in Flexion zu erkennen. Die starken tonischen Einflüsse sind zurückgegangen. 2002 (11.17 c) ist es Roland möglich, an der Tischkante zu sitzen ohne nach unten abzurutschen. Die Hüftflexion ist immer noch eingeschränkt, aber die tonischen Einflüsse sind deutlich geringer *(Abb. 11.17 a–c)*.

Abb. 11.17
Roland, Sitz – Rollstuhl/Tischkante – aus verschiedenen Jahren (1996: a; 1997: b; 2000: c).

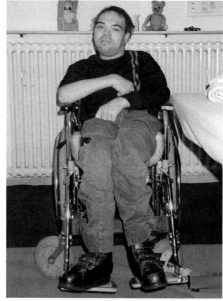
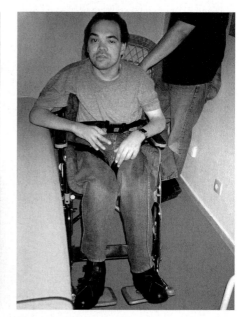

Abb. 11.17a 1996   Abb. 11.17b 1997

11.4 Bilal

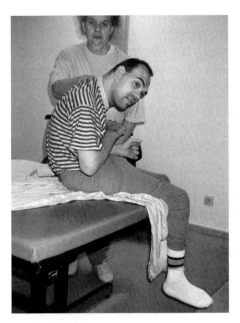

Abb. 11.17c 2000

Ein neunjähriger Junge aus Pakistan, der zu seinen Tanten nach Deutschland zog und bisher mit Gymnastik keine guten Erfahrungen gemacht hatte, kam 1994 in meine Praxis. In Pakistan wurden die Gelenke passiv bewegt, vor allem die Hände und die Füße. Dies hatte zur Folge, dass weder Hände noch Füße in den ersten Jahren behandelt werden durften. Bilal brachte seine ganze Ablehnung zum Ausdruck, und vor allem beherrscht er es auch heute noch, seine starke Abwehrreaktion durch Luftanhalten und Gegenspannen zu „artikulieren". Gemeinsam mit seiner Spastik wirkt dieses Abwehrverhalten wie eine Betonmauer für den Therapeuten. Die Fotos zeigen ihn zu Beginn der Therapie mit einem Koordinationskoeffizienten von 0,8. Nach vielen Jahren der Lösungsphase hat Bilal herausgefunden, dass durch die Gymnastik mehr Bewegungsmöglichkeiten für ihn entstehen, die er, wenn auch nicht immer freudig, annimmt. Seine starken ossären Veränderungen an den Hand- und Fußgelenken wurden schon mehrmals mit einer Gips-Therapie behandelt. Dies brachte keine Verbesserung. Vielmehr wurden an der Hand die proximalen Interphalangealgelenke kontrakt, da die Dehnung der Strukturen durch die Gipse die Verkürzung der Strukturen in die kleinen Finger verlagerte. Ähnlich geschah es an den Beinen. Durch die Gipse wurde eine massive Außenrotation in den Kniegelenken ausgelöst, die ich bis zum jetzigen Zeitpunkt nicht zurückführen konnte. Mit einem Koordinationskoeffizienten von 0,71 im Jahr 2002 ist eine Verbesserung eingetreten. Das Diagramm *(Abb. 11.18)* zeigt den Verlauf in der Übersicht.

Durch den sehr schlechten Zugang über die Hände und Füße, zeigt sich bei Bilal eine deutlich reduzierte Verbesserungsfähigkeit im Vergleich zu den anderen Patienten. Die Therapie in seiner Schule lehnt er inzwischen vollständig ab.

Die **Fotoserie Abb. 11.19 a–d** zeigt den Verlauf von 1994 (11.19 a, b) als Bilal sich noch nicht anfassen lassen wollte, und das Liegen in Rückenlage nicht möglich war. Seine einzige Position war das Liegen auf der Seite in totaler Flexion.

Kapitel 11   Patientenbeispiele

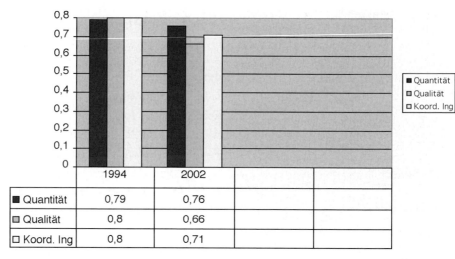

Abb. 11.18
Übersicht der Koordinationskoeffizienten nach Blum 1993–2002 für Bilal.

	1994	2002		
■ Quantität	0,79	0,76		
▨ Qualität	0,8	0,66		
□ Koord. Ing	0,8	0,71		

2000 (11.19 c) lässt Bilal Korrekturen zu und beginnt, Freude an den neu errungenen Positionen, wie hier Sitz an der Tischkante, zu entwickeln. Beginnende Gleichgewichtsreaktionen und Festhalten mit den Handgelenken an den Oberschenkeln verschaffen ihm den nötigen Halt. 2002 (11.19 d) beginnt Bilal, die Bauchlage über die Modifikation Stand am Tisch mit Ablegen des Oberkörpers zu tolerieren. Phasenweise kommt es in dieser Position zum Aufstützen auf die Ellen-

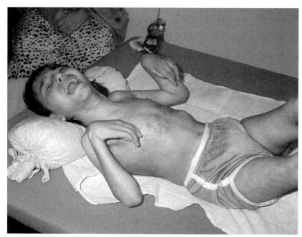

Abb. 11.19a 1994

Abb. 11.19
Bilal, Rückenlage, Seitlage, Sitz an der Tischkante, Stand am Tisch aus verschiedenen Jahren (1994: a, b; 2000: c; 2002: d).

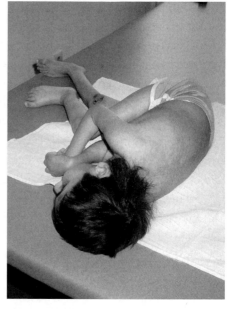

Abb. 11.19b 1994

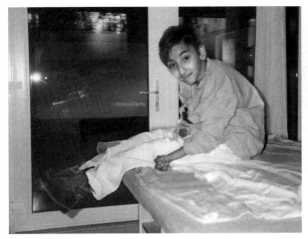

Abb. 11.19c 2000

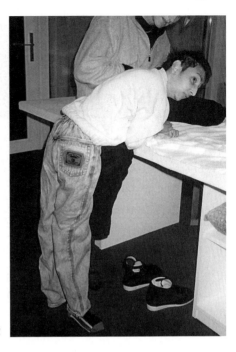

Abb. 11.19d 2002

bogen. Die starken Veränderungen an seinen Handgelenken verhindern die korrekte Einstellung *(Abb. 11.19 a–d)*.

Bei Felix, Alex, Roland und Bilal liegt eine angeborene Hirnschädigung vor. Aus den Diagrammen wird ersichtlich, dass auf einer Skala von 0,0 (keine motorische Abweichung vom Ideal) bis 0,8 (ohne eigene motorische Funktion) eine Verbesserung des Koordinationskoeffizient von durchschnittlich 0,2 in neun Jahren, aber auch schon in sieben Jahren, ab Therapiebeginn möglich sein kann. Alex und Felix wurden vorher nach der Vojta-Methode, Roland nach der Bobath-Methode und Bilal mittels passivem Bewegen behandelt.

Abbildung 11.20 zeigt den Verlauf aller Patienten in einem Diagramm zum Vergleich.

Mit viel Spannung erwarte ich die Entwicklung der nächsten zehn Jahre.

Der Koordinationskoeffizient nach Blum zeigt, dass bei entsprechenden Eintragungen in die kinesiologische Analyse die Einstufung einer motorischen Behinderung klar erfolgen kann. Patienten mit einem KK von 0,8 bis 0,6 können meist nicht laufen. Patienten mit einem KK von 0,6 bis 0,4 zeigen eine starke Gehbehinderung. Häufig sind Hemiparesen bei einem KK 0,4 bis 0,2 einzustufen. In diesem Abschnitt ist auch die orthopädische Problematik der Auslöser, so ist häufig ein KK von 0,2 bei leichten Problemen, 0,3 bis 0,4 bei mittleren und bis zu

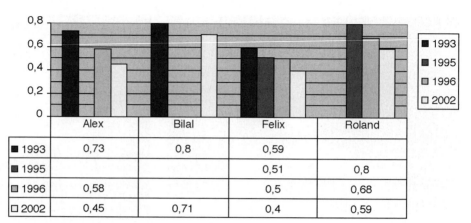

Abb. 11.20 Übersicht der Koordinationskoeffizienten nach Blum 1993–2002 aller Patienten.

0,6 bei starken Problemen festzustellen. Die Norm der Gesunden bewegt sich zwischen 0,1 und 0,2. Einige Sportler können eventuell 0,0 erreichen. Hier fehlt mir das Klientel, um diese Vermutung bestätigt zu finden.

11.5 Röntgenbilder

Als letztes sei noch ein junges Mädchen erwähnt, das für sein junges Alter eine außerordentlich starke kyphotische Abweichung ihrer Wirbelsäule aufwies, bei beginnender Zerstörung des Wirbelkörpers. Das Röntgenbild 1998 zeigt diese Abweichung anhand der vom Arzt vorgenommenen Achseneintragung noch deutlicher, als das entsprechende Foto der Patientin. Das zweite Röntgenbild aus dem Jahr 2001 zeigt die Verbesserungen durch die Behandlungen deutlicher als die Analyse der entsprechenden Fotos. Eine Verbesserung der Wirbelsäulenaufrichtung und eine Wiederherstellung des Wirbelkörpers sind gut zu erkennen. Der Behandlungszeitraum von 1998 bis 2001 war einmal wöchentlich eine halbe Stunde bei circa 38 Sitzungen im Jahr. Insgesamt wurde sie 97mal behandelt.

Die **Fotoserie Abb. 11.21 a–d** zeigt die Funktion Stand aus der Seitenansicht. 1998 (11.21 a) sieht man ein starkes Hohlkreuz bei schwacher Unterbauchfunktion. 1999 (11.21 b) zeigt sich eine beginnende Beckenaufrichtung. 2000 (11.21 c) kann man die Aufrichtung bis zur Brustwirbelsäule erkennen, und 2001 (11.21 d) stellt sich auch die beginnende Nackenstreckung ein *(Abb. 11.21 a–d)*.

Die Abbildung 11.22 zeigt das Röntgenbild vor der Einweisung zur Therapie bei deutlich kyphotischer Einstellung im Bereich der unteren Brustwirbelsäule mit

11.5 Röntgenbilder 193

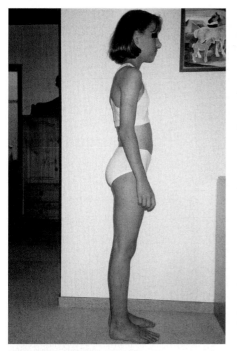

Abb. 11.21a 1998

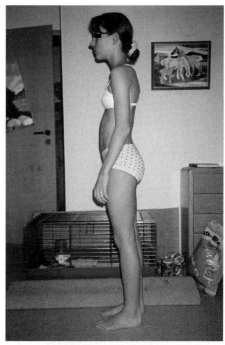

Abb. 11.21b 1999

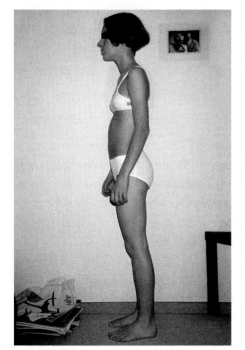

Abb. 11.21c 2000

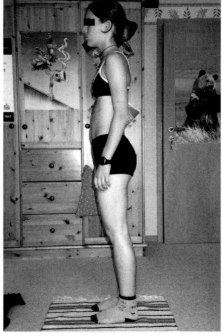

Abb. 11.21d 2001

Abb. 11.21 Funktion Stand aus der Seitenansicht vergleichend aus verschiedenen Jahren (1998: a; 1999: b; 2000: c; 2001: d).

Kapitel 11 Patientenbeispiele

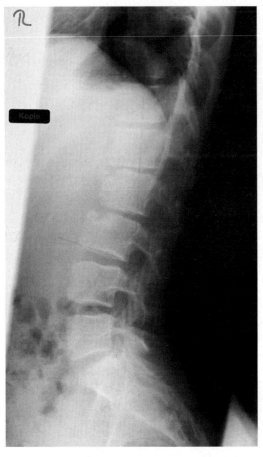

Abb. 11.22 Röntgenbild 1998

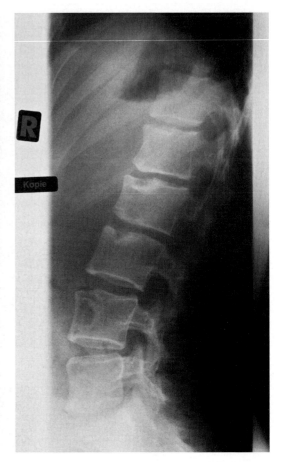

Abb. 11.23 Röntgenbild 2001

deutlicher Veränderung der Wirbelkörper *(Abb. 11.22)*. Das zweite Röntgenbild *(Abb. 11.23)* zeigt die Verbesserungen in die Aufrichtung der Wirbelsäule und das Einsetzen der Regeneration einzelner Wirbelkörper.

11.6 TER Blum bei Brandverletzten

Eine Kursteilnehmerin, die den Einsatz von TER Blum in ihrem Arbeitsbereich zunächst nicht sehen konnte, berichtete mir von ihren Erfolgen. Da dies auch für mich sehr spektakulär war, möchte ich es hier anführen. Die Kollegin arbeitet auf einer Station für hochgradige Verbrennungen. Ihre Patienten liegen mit großflächigen Verbrennungsverbänden versorgt im künstlichen Koma auf der Intensivstation und müssen täglich bewegt werden, damit keine Kontrakturen, auch auf Grund der Narbenbildung entstehen. Die Kollegin hat bei 50% aller Patienten das herkömmliche Bewegen weitergeführt, bei der anderen Hälfte hat sie, da sie sich unsicher war, einmal alle Bewegungen ihres Programms durchgeführt und dann die restliche Zeit für eine TER Blum Behandlung verwendet. Ihre Angst bestand nun darin, dass die Patienten, wenn sie weniger passiv bewegt wurden, aus dem Koma kommend und nach Entlassung aus den Verbänden über eine geringere Bewegungsfähigkeit verfügen könnten. Die Bewegungen, die sie passiv durchführen sollte, hat sie nicht zehnmal, sondern nur einmal durchgeführt. Als die Patienten jedoch aus den Verbänden kamen, hat sich der Erfolg der Differenzierung gezeigt, indem alle Patienten, die sie mit TER Blum behandelt hatte, ein deutlich größeres Bewegungsausmaß aufwiesen als die Patienten, die nur passiv bewegt wurden.

11.7 Behandlung eines Schlagzeugers

Um zu verstehen, wie es zur folgenden Behandlung des Schlagzeugers Johnny Rapp, Nashville, USA, kam, muss ich in die Historie der Therapieentwicklung zurückgehen. Da ich bei der Umstellung meiner Therapie seit 1991 auf Brunkow einen eigenen Ansatz finden und die Fähigkeit des motorischen Lernens selbst neu, analysierend erfahren wollte, begann ich mit einer Schlagzeugausbildung. Die These: „Eine gute Koordination zeigt derjenige, der möglichst viele motorische Stereotypien in zeitlich dynamischer Form variieren kann", wollte ich so untermalen und gemäß der Vorgabe des Homunkulus lernen, mit allen vier Extremitäten eine jeweils selektive Funktion auszuführen, dabei ein mobiles Punctum fixum an allen vier Extremitäten aufzubauen und dadurch den Rumpf in dynamischer Form aufzurichten. Später lernte ich, dazu zu singen, benötigte aber die Unterstützung einer Gesangslehrerin, um die Luftsäule stabil zu halten, während der Körper sich bewegt. Der wichtigste Hinweis für mich war, einen Ton dadurch zu stabilisieren, dass man tiefe Töne hoch und hohe Töne tief denkt, der tiefe Ton ist an der Decke aufgehängt, während der hohe Ton sich auf der Erde abstützt. Dieses Vertauschen der Fixpunkte führt zu einer verbesserten Intonation.

An dem Seminar der bayerischen Musikakademie 2002 für Schlagzeuger nahm ich teil und lernte den weltberühmten Schlagzeuger Johnny Rapp aus Nashville kennen, der im Guinness Buch der Rekorde steht und seinen eigenen ersten Rekord von 1026 Einzelschlägen pro Minute noch auf 1071 Einzelschlägen pro Minute verbessern konnte. Seine Aufrichtung war nicht die beste, und es hatten sich bereits starke Rückenschmerzen eingestellt. Bei der kinesiologischen Analyse stellte ich fest, dass das linke Knie in einer blockierten Außenrotation stand, sodass es ihm nicht möglich war, das Knie bei Fußmittelstellung von medial bis zur Mittelstellung oder sogar darüber hinaus nach lateral zu bewegen. Die Stellung der Tibia erinnerte mich an die Blockierung der Kniegelenke meiner spastischen Patienten, wenn ein Außenrotationsmuster des Unterschenkels vorherrscht.

Da ich bei meinen spastischen Patienten kurze Wege gehen muss und nur selten ein distaler Reiz eine direkte Reaktion im Rumpf zeigt, war ich freudig überrascht über die Reaktionsgeschwindigkeit eines solch schnellen Schlagzeugers. Bei Johnny Rapp konnte ich direkt von der Fußspitze aus das Knie aus der Fehlrotation holen, während sich gleichzeitig die Hüftinnenrotation löste, zwei gegenläufige Schaftrotationen, die zueinander zur Mitte führten, der direkteste Weg, den ein Patient mir je zugelassen hat zu gehen. Innerhalb von 45 Minuten war es möglich, das Knie aus der Blockade zu befreien, die Differenzierungsbewegung Knie über Fuß so zu gestalten, dass er das Knie leicht über die Mittelstellung hinausbewegen konnte und sogar selbständig die Differenzierungsbewegung, Punctum fixum Großzehenballen bei Punctum mobile Knie nach lateral initiieren konnte. An dieser Fähigkeit üben durchschnittlich gut bewegliche Physiotherapeuten zwei Seminarwochenenden.

Nachwort

Der Inhalt dieses Buches ist auf empirische Weise zusammengetragen worden, um Physiotherapeuten, Ärzten, Studenten, aber auch betroffenen Patienten und deren Angehörigen einen Einblick in die physiotherapeutische Behandlung nach Roswitha Brunkow und speziell in die Therapieerweiterung und Reizsetzung nach Blum zu bieten. Die in diesem Buch aufgeführten Behandlungsbeschreibungen gelten für den Normalfall. Nur auf Grund des Buches kann diese Therapie nicht angewendet werden, da die Grundsätze immer auf den Einzelfall übertragen werden müssen. Die praktische Erfahrung aus den Seminaren ist unverzichtbar. An dieser Stelle sei nochmals davor gewarnt, diese Therapie ohne einen speziellen Lehrgang bei einem TER Blum Referenten anzuwenden.

Für eine fundierte Ausbildung in der Kinesiologie möchte ich mich bei meinem Lehrer für Kinderheilkunde Michael Hofmann bedanken, der durch sein Engagement an der Schule für Physiotherapie in Mainz vielen jungen Physiotherapeuten die Neugierde zur Wissenschaft innerhalb der Physiotherapie mit auf den Weg gegeben hat. In diesem Buch gibt es viele Anregungen für weitere wissenschaftliche Studien, und vielleicht kann es helfen, in Zukunft auch für die physiotherapeutischen Belange an den Hochschulen zu forschen.

Weiterhin bedanke ich mich bei Frau Roswitha Block, die immer wieder nach den Hintergründen meiner Behandlungsweise gefragt hat und als kompetente Vojta- und Brunkow-Lehrtherapeutin meine Ansichten prüfend in Augenschein genommen hat. Frau Grossmann, die durch das Einbeziehen von Musik in die Brunkow-Therapie mein Interesse geweckt hat, die Rhythmik nicht außer Acht zu lassen, und die Bedeutung des Dreivierteltaktes zur Symmetrie in ein neues Licht rücken ließ. Bedanken möchte ich mich auch bei meinen Patienten, die immer wieder zu langen Fotositzungen und Videoaufnahmen bereit waren und mir über die lange Zeit ihr Vertrauen geschenkt haben. Danken möchte ich meinen Eltern und meiner Schwester, die mich bei all meiner Arbeit unterstützt haben. Nicht zuletzt danke ich meinen Kursteilnehmern, die meine Technik mit viel Hingabe und Engagement an ihre Patienten weitergeben. Anhand ihrer Nachfragen und Probleme hat sich ein immer klareres Bild für mich ergeben. Bedanken möchte ich mich im speziellen auch bei Herrn Frank Schröter D.O. M.R.O., Physiotherapeut, diplomiert in der Osteopathie und Referent der Osteopathie, der mir während der Zusammenarbeit von über zehn Jahren mit Rat und Tat zur Seite stand und mir den Blick in das innere Organsystem eröffnete. Bedanken möchte ich mich bei Frau Nadja Möller, die immer wieder meine Textvorlagen korrigiert hat und Stephan Spitzer, Grafiker, der mit viel Geduld meine Vorstellungen umzu-

Nachwort

setzen wusste und mir den Startschuss zu diesem Buch gab. Weiterhin bedanke ich mich beim Pflaum Verlag, der mir sein Vertrauen geschenkt und mit viel Unterstützung dieses Buch ermöglicht hat.

Monika Blum, Physiotherapeutin
KG Forum Frankfurt

Die im Buch beschriebene Autostimulation für Patienten kann auch mit Hilfe einer Doppel-CD erlernt werden, die über folgende Adresse bezogen werden kann:
KG Forum Frankfurt
Am Forum 33
60439 Frankfurt
www.KG-Forum-Frankfurt.de

Register

A
Afferenzen 14
AG Brunkow 10, 41
Akren 45
Aktivationsphase 64
ATNR 26
Aufrichtung 37
Ausreifungsstörungen 34
Ausstreichungen 70
Autostimulation 27, 35, 44, 70, 83ff
Autostimulation, Audio CD 86

B
Bahnung 9f
Bahnungssysteme 9f, 19, 27
Basissinne 28
Befundkarte 47
Bewegungsanalyse 20
Bewegungsdrang 65
Bewegungsimpuls, gespeicherter 63
Bewegungsmuster, pathologisches 46
Bewegungsschablonen 37
Bewegungstonus 46
Bewegungsumkehr 117, 148
Bindegewebsmassage 70, 153
Bobath 13
Brunkow 12, 21, 27, 41, 67, 70, 83

D
Dekompensation 15
Diaphragmafunktion 35
Differenzierung 65
Differenzierung, kaudo-kranielle 63
Differenzierungsfähigkeit 67
Differenzierungsphase 64, 66ff
Diparese 168
Druck-Stauchimpuls 30, 32, 40, 42, 44, 64f, 70, 71ff
Druck-Stauchimpuls, fixierender 43, 67, 72
Druck-Stauchimpuls, lösender 43, 67, 72
Druck-Stauchimpuls, provozierender 72
Druck-Stauchimpuls, verwahrender 72
Dysfunktion, primäre 154, 159

E
Efferenzen 14
Ektoderm 31
Ellenbogen 125
Embryo 30
Enteroptose 156
Entoderm 31
Entwicklung, embryonale 30
Entwicklung, idealmotorische 26
Entwicklung, kinesiologische 63
Entwicklung, kranio-kaudale 63
Entwicklung, motorische 30, 52
Epigenese 29
Erstes Lebensjahr 37
Extremitätenanlagen 35
Extremitätengelenke 83

F
Fasern, posturale 44
Fast-Twich-Fasern 16, 46
Ferse 89
Fetale Entwicklung 30
Fetalperiode 36
Fibrose 156
Fingerspitzen 125
Fixpunkt 11, 15
Fixpunkt, distaler 42
Fixpunkt, mobiler 43
Fußgelenke 23
Fußgelenkstellung 25, 40

G
Gehirn 27
Gehirn, Reifung 37
Gewebedifferenzierung 31
Gleichgewichtsreaktion 68
Gyri prae- und postcentralis 21

Register

H
Haltungsmuster 19, 44, 47
Haltungstonus 46
Handballen 125
Handgelenk 25
Handkoordination 26
Hautstreichungen 70
Homunkulus 21ff
Hüfte 102
Hydrozephalus 168
Hypertension 155
Hypotension 155

I
Idealmotorik 10, 13, 19, 42, 44, 46
Idealmotorische Muster 10
Integration, sensorische 28

K
Kalkaneus 38
Kiefergelenk 26
Kinesiologie 10, 29ff
Kinesiologische Analyse 44, 46, 48ff, 56
Knickfuß 40
Knie 102
Kompensation 11, 15
Kompensation, vier Stufen 155
Koordination 14f, 52, 61
Koordinationskoeffizient 48, 54ff, 61, 168, 179, 186, 189
Koordinationsschablonen 68
Kopf, Einstellung 79
Kortex 21
Kyphose 192

L
Limit 84, 158
Lokomotion, bipedale 23
Lösungsphase 63

M
Manuelle Therapie 10
Massensynergien 64

Mesoderm 31
Mobilität 156
Motilität 156
Motrizität 156
Muskelfunktion 15
Muskelfunktion, differenzierte 16, 66
Muskelfunktion, primitive 16, 66
Muskelfunktionsdifferenzierung 16f, 44, 74
Muskelketten 13
Muskulatur, posturale 25

N
Nacken 142
Nackenreflex 69
Nährstoffe, Verteilung 154
Neurophysiologische Techniken 13
Normotonus 155

O
Obere Extremität, Einstellung 76, 124ff
Ontogenese 29
Organe, Bewegungsfähigkeit 156
Organe, innere 153
Osteopathie 154

P
Pferd, Gangart 162
PNF 13
Propriozeptoren 24f
Punctum fixum 15, 36, 38, 70
Punctum mobile 15, 36, 38, 70

R
Reafferenzsystem 14, 21, 27
Regelkreis, sensomotorischer 27
Reiz, physiologischer 19
Reizsetzung 42, 70
Reizsetzung, spezifische 9
Reizverarbeitungssysteme 10
Rezeptoren 23f
Rückenschmerzen 196

S

Schiefhals 64
Schulterblatt 142
Schultergelenk 142
Selbstwahrnehmung 27
Slow-Twitch-Fasern 16, 46
Spastik 185, 189
Spastik-Abstellübung 42
Spinalmotorik 16
Sprunggelenk 102
Stellreaktion 26, 68
Stemmgruppe 85
Stereotypie, motorische 15, 46
Stereotypie, pathologische 19
STNR 26
Störungen, viszerale 156
Studie 48
Stützreaktion 68

T

Talus 40
Tastbefund 155
Tetraspastik 179

Therapieerweiterung 41ff, 44
Torsionsmodell 44, 47
Trauma 65

U

Untere Extremität, Einstellung 73, 87ff
Untersuchungsbogen 48ff, 61

V

Verbrennungen 194
Vierfüßler, Vergleich 162
Vierfüßler, Behandlung 165
Viszerales System 153
Vojta 13, 16, 41f, 153, 168, 179

W

Wahrnehmung 27
Wirbelsäuleneinstellung 83

Z

Zehengelenk 89
Zerebralparese 81, 179
ZNS 14, 21, 38, 47

Pflaum Physiotherapie
Neuerscheinungen

Mechthild Brocke
Aktuelle Atemtherapie in der Physiotherapiepraxis
170 S., 77 Abb., kart.
ISBN 3-7905-0892-6

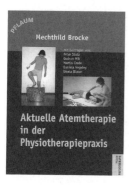

Margarete Danielczyk
Konduktive Förderung für Erwachsene
Konzept nach András Petö
255., 33 Abb., kart.
ISBN 3-7905-0896-9

Wolfgang Ide/
Winfried Vahlensieck
Die Harninkontinenz beim Mann
127 S., 20 Abb., kart.
ISBN 3-7905-0872-1

Christoph Letzel
Neuropsychologische Befunderhebung
112 S., 20 Abb., kart.,
ISBN 3-7905-0894-2

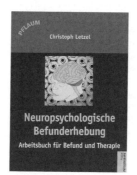

Antje-Catrin Loose
Systematische therapeutische Diagnostik in der Pädiatrie und Neurologie
Effektive Diagnose und Dokumentation mit Befundbögen
218 S., 20 Abb., kart.,
ISBN 3-7905-0884-5

Antje-Catrin Loose
Phantasiereisen und therapeutische Märchen für Kindern und Jugendliche
218 S., 75 Abb., kart.
ISBN 3-7905-0902-7

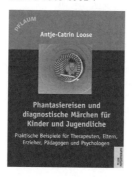

Rudolf Theelen/Nicole Wetzler
Nuad-Thai
Grundlagen und Praxis der Traditionellen Thaimassage
264 S., 252 Fotos, kart.
ISBN 3-7905-0895-0

Hans-Rudolf Weiß u.a.
Wirbelsäulendeformitäten Konservatives Management
264 S., 331 Abb., kart.
ISBN 3-7905-0897-7

Ihre Fachzeitschrift
**Krankengymnastik
Zeitschrift für Physiotherapeuten**

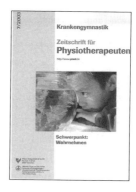

Gerne schicken wir Ihnen ein kostenloses Probeexemplar!

Richard Pflaum Verlag GmbH & Co. KG
Lazarettstr. 4, 80636 München, Tel. 089/12607-0, Fax 089/12607-333
http://www.pflaum.de, e-mail: kundenservice@pflaum.de

Pflaum Physiotherapie
Pädiatrie

Rodolfo Castillo Morales
Die Orofaziale Regulationstherapie
2. Auflage, 192 S. mit 205 Abb., kart.,
ISBN 3-7905-0778-4

Anne Dick u.a.
Prävention von Entwicklungsstörungen Frühgeborener
136 S. mit 68 Abb., kart.,
ISBN 3-7905-0773-3

Margret Feldkamp
Das zerebralparetische Kind
Konzepte therapeutischer Förderung
179 S., 55 Abb., kart.,
ISBN 3-7905-0735-0

Margret Feldkamp u.a.
Krankengymnastische Behandlung der Infantilen Zerebralparese
4. Auflage, 275 S. mit 249 Abb., kart.,
ISBN 3-7905-0547-1

Gabriele Hanne-Behnke
Klinisch orientierte Psychomotorik
322 S. mit 122 Abb., kart.,
ISBN 3-7905-0797-0

Renate Holtz
Therapie- und Alltagshilfen für zerebralparetische Kinder
282 S. mit 215 Abb., kart.,
ISBN 3-7905-0757-1

Christel Kannegießer-Leitner
Ihr könnt mir wirklich helfen
Psychomotorische Ganzheitstherapie für entwicklungsauffällige und mehrfach behinderte Kinder
176 S. mit 66 Abb., kart.,
ISBN 3-7905-0763-6

Sabine Kollmuß/ Siegfried Stotz
Rückenschule für Kinder – ein Kinderspiel
2. überarbeitete Auflage,
190 S. mit 154 Abb., kart.,
ISBN 3-7905-0850-0

Elke Lommel
Handling und Behandlung auf dem Schoß
in Anlehnung an das Bobath-Konzept
2. Aufl., 176 S. mit 190 Fotos, kart.,
ISBN 3-7905-0788-1

Sieglinde Martin
Balancetraining für das behinderte Kind
184 S., 124 Abb., kart.
ISBN 3-7905-0869-1

Emmi Pikler
Laßt mir Zeit
Die selbständige Bewegungsentwicklung des Kindes
246 S. mit 255 Abb., kart.,
ISBN 3-7905-0842-X

Marianne Spamer u.a.
Physiotherapie in der Kinderrheumatologie
Das Garmischer Behandlungskonzept
344 S. mit 183 Abb., kart.,
ISBN 3-7905-0852-7

Siegfried Stotz u.a.
Therapie der infantilen Cerebralparese
Das Münchner Tageskonzept
368 S. mit 143 Abb., kart.,
ISBN 3-7905-0838-1

Bitte fordern Sie den ausführlichen Prospekt der Fachbuchreihe Pflaum Physiotherapie an.

Versandkostenfreie Bestellung über das Internet:
www.ptnet.de/shop

Richard Pflaum Verlag GmbH & Co. KG
Lazarettstr. 4, 80636 München, Tel. 089/12607-0, Fax 089/12607-333
http://www.pflaum.de, e-mail: kundenservice@pflaum.de

Pflaum Physiotherapie

Pädiatrie

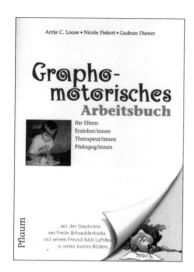

Antje-Catrin Loose u.a.
Graphomotorisches Arbeitsbuch
294 S., viele Zeichnungen, 20 ganzseitige Farbtafeln u. 90 Arbeitsblätter, kart.,
ISBN 3-7905-0745-8

Schreibenlernen ist kein Kinderspiel, aber mit den Übungen zu der fantasievollen Bildergeschichte von dem kleinen Igel wird es zum Lernvergnügen. Zu jeder der 20 Episoden gibt es Vorübungen und Arbeitsblätter.

Antje-Catrin Loose
Systematische therapeutische Diagnostik in der Pädiatrie und Neurologie
218 S. und 20 Abb., kart.,
CD-ROM mit 150 Befundbögen
ISBN 3-7905-0884-5

Mehr Zeit für eine zielgerichtete Therapie durch systematische Diagnose und Dokumentation und Unterstützung beim Verfassen von Berichten mit einer Vielzahl von Befundbögen auf CD-ROM.

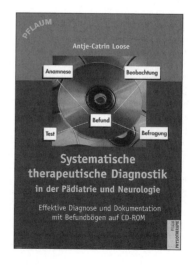

Richard Pflaum Verlag GmbH & Co. KG
Lazarettstr. 4, 80636 München, Tel. 089/12607-0, Fax 089/12607-333
http://www.pflaum.de, e-mail: kundenservice@pflaum.de